Ann A. Niem

AUCH EIN SCHWACHER SAMEN FINDET MAL EIN EI

Ann und Jonas sind eines dieser Paare, das man insgeheim beneidet. Sie führen eine langjährige, glückliche Beziehung, haben einen zweijährigen Sohn und sind das, was man gemeinhin als „privat und beruflich erfolgreich“ bezeichnet. Doch sie fühlen sich alles andere als beneidenswert. Jonas leidet unter einer Fruchtbarkeitsstörung. Deshalb können sie Kinder nur mit Hilfe von künstlicher Befruchtung bekommen – ihr Sohn wurde bereits so gezeugt. Seit fast einem Jahr wünschen sich die beiden schon ein Geschwisterchen für ihren kleinen Max. Aber auch nach dem vierten Embryotransfer wird Ann nicht schwanger.
An diesem Tiefpunkt wird Ann bewusst, dass Jonas und ihr von Anfang an zusätzliche Unterstützung von außen gut getan hätte. Sie beschließt ein Buch zu schreiben, in dem genau das steht, was ihnen vor Beginn und während der Kinderwunschbehandlung geholfen hätte.

Ann A. Niem wurde Ende der 1970er Jahre geboren und verbrachte beinahe ihr ganzes Leben in und um München. Sie hatte nicht vor, Buchautorin zu werden, bis sie selbst erlebte, wie aus ihrem Kinderwunsch ein unerfüllter Kinderwunsch wurde und wie sie und ihr Mann schließlich mit Hilfe von künstlicher Befruchtung zwei Kinder bekamen. Über diese Erfahrung schrieb sie dieses Buch – unter Pseudonym, um die Privatsphäre ihrer Familie zu schützen.

Ann A. Niem

Auch ein schwacher Samen findet mal ein Ei

Wenn's ohne fremde Hilfe nicht klappt mit dem Kinderwunsch

Biografischer Tatsachenbericht

2. überarbeitete Auflage: Juni 2017

Umschlaggestaltung: Ann A. Niem
Umschlagmotiv: © VIGE.co/Fotolia
Lektorat: Regina Jooß

Verlag: Telepilot Medienproduktion – München
Friedrich-Fröbel-Straße 12, 85521 Hohenbrunn
Für Fragen und Anregungen: ann.a.niem@gmx.de

ISBN: 9781521502471
Independently published

Inhalt

TEIL 2

Vorwort

Als eine von sehr vielen Betroffenen möchte ich mit diesem Buch Einblick in mehr als vier bewegende Jahre geben, die mein Mann und ich als Paar mit unerfülltem Kinderwunsch erlebt haben. Erfolg und Misserfolg, Hoffnung und Enttäuschung und der Versuch, unsere individuellen Interessen neben der erhofften Familienerweiterung nicht zu vernachlässigen, prägten diese Zeit. Und, nicht zu vergessen, großes Glück.

Die Idee, dieses Buch zu schreiben, kam mir 2014 am Tiefpunkt meiner Kinderwunschkrise. Ich hatte den vierten, missglückten Versuch hinter mir, mit Hilfe künstlicher Befruchtung ein zweites Kind zu bekommen. Die Ungewissheit über den Ausgang der jeweils nächsten Behandlung und meine Verzweiflung drohten zunehmend, die Oberhand über mein Gefühlsleben zu gewinnen.

Zur gleichen Zeit las ich ein Buch zu einem völlig anderen Thema. Eine Frau beschreibt darin die aberwitzig-katastrophalen Vorkommnisse bei ihrem Hausbau. An allen Fortschritten und Rückschlägen lässt sie die Leser sachlich und zugleich unterhaltsam teilhaben – am Ende auch am glücklichen Einzug ins neue Heim. Besser als jedes Sachbuch hat dieser biografisch basierte Tatsachenbericht meinen Mann und mich während unserer eigenen Hausbauphase über die weit weniger schlimmen Bau-Tiefs hinweggetröstet und uns regelmäßig aufgebaut.

Angeregt durch dieses Vorbild soll nun genau das Buch entstehen, das mein Mann und ich damals für unsere familiäre Situation gebraucht hätten. Ein Buch, das Menschen mit unerfülltem Kinderwunsch zeigt, dass ihre Probleme keine Ausnahmen sind, und sie zugleich ermutigend begleitet. Ein Buch, das Hoffnung gibt ohne zu beschönigen und persönliche Einblicke in diesen nervenzehrenden, kostspieligen und zeitraubenden Behandlungsmarathon gewährt. Und außerdem ein Buch, das wichtige Sachinformationen auf dem aktuellsten Stand enthält (in der vorliegenden Fassung Juni 2017) und für medizinische Laien leicht verständlich ist.

Dabei ist mir wichtig, dass sich die Sachinformationen nicht irgendwo zwischen den Zeilen über unsere persönlichen Erlebnisse verstecken. Die Schwerpunkte „Ursachen für Fruchtbarkeitsstörungen", „Methoden der künstlichen Befruchtung", „Statistische Daten", „Behandlungskosten" und „Finanzielle Unterstützung" werden in eigenständigen Kapiteln behandelt. Eine Zweiteilung in einen zunächst trockenen, objektiven Informationsteil und anschließend eine lebendige Schilderung des individuellen Einzelschicksals möchte ich allerdings vermeiden. Die Sachkapitel verteile ich über den gesamten Text, indem ich sie an geeigneten Stellen einfüge. Sie sind optisch durch einen senkrechten Strich am linken Rand kenntlich gemacht.

Unsere persönlichen Erlebnisse gebe ich chronologisch wieder. Bis zur Geburt unseres Sohnes verlief alles so perfekt nach Lehrbuch, dass ich eher interessiert verfolgte, wie eine Kinderwunschbehandlung funktioniert, als mir permanent einen Kopf darüber zu machen, warum gerade wir in diese Situation geraten waren, ob das Leben nicht wahnsinnig unfair zu uns war und als wie ungewiss wir uns unsere Zukunft vorstellen sollten.

Wir wiegten uns in der trügerischen Sicherheit, dass das Zeugen von Nachwuchs mittels künstlicher Befruchtung planbarer sei als durch natürliche Empfängnis. Dass wir damit absolut falsch lagen, zeigten uns die vielen Monate, die ich für unser zweites Kind als Stammkundin in der Kinderwunschklinik ein- und ausging.

Als wir das erste Mal (und später immer wieder) mit der Diagnose Unfruchtbarkeit konfrontiert waren, wäre es für uns wichtig gewesen, uns zwei Fakten bewusster vor Augen zu führen. Erstens: Es ist normal, dass eine Kinderwunschbehandlung lange dauert. Zweitens: Wir sind nicht allein!

Ohne dass wir davon wissen, leben rund um uns herum viele Paare, die bereits lange Zeit darauf warten, dass ihre Kinderwünsche auf natürlichem Weg in Erfüllung gehen. Eines Tages werden einige von ihnen von einem Arzt erfahren, dass alles Warten vergeblich war, denn ohne die moderne Reproduktionsmedizin würden diese Paare immer nur Paare bleiben.

Wenn diese von der Diagnose „Unfruchtbarkeit" oder „Fruchtbarkeitsstörung" überrumpelten Paare anschließend nach Hause kommen, haben sie niemanden, von dem sie sich persönlichen Zuspruch holen könnten. Die wenigsten bringen den Mut auf, sich in ihrem Umfeld zu Unfruchtbarkeit zu bekennen. Täten sie es, wären sie vermutlich überrascht, wie leicht sie hilfsbereiten Beistand und auch Leidensgenossen finden würden.

Vor allem an diese Paare denke ich beim Schreiben dieser Zeilen – an Personen, die noch keine eigenen Erfahrungen mit einer Kinderwunschbehandlung gemacht haben, die niemanden kennen, der einmal aus dem Nähkästchen plaudern könnte, und die im ersten Moment nicht die Zeit und Energie aufbringen können, sich die relevanten Informationen aus der schwer überschaubaren Fülle an Quellen zusammenzutragen.

Die nächsten Seiten sind stark geprägt von unseren persönlichen Erlebnissen – vor allem von meinen. Das hat zwei Gründe.

Zum einen betreffen Kinderwunschbehandlungen vor allem die Frauen. Denn selbst wenn die Ursache für den unerfüllten Kinderwunsch beim Mann liegt, wird zwangsläufig die Frau durch die Verschreibung von Hormonen und gegebenenfalls durch eine operative Eizellenentnahme mitbehandelt.

Zum anderen gibt diese Konzentration auf mich, mich und nochmals mich die Realität wieder. Je länger unser Kinderwunsch unerfüllt blieb und je öfter die Behandlung wiederholt wurde, desto mehr entwickelte meine Gedankenwelt eine Eigendynamik und drehte sich ausschließlich um dieses eine Thema. Auf U-Bahn- und Autofahrten, im Supermarkt, beim Einschlafen – mein Kopf gaukelte mir ständig vor, die Welt bestünde nur noch aus mir und dem Kinderwunsch.

Dass mein Mann und später auch unser erstes Kind im Folgenden meist nur am Rande auftauchen, ist also kein Zeichen mangelnder Wertschätzung. Im Gegenteil: Ihre bloße Anwesenheit und Unterstützung waren die Fixpunkte, an denen ich mich in dieser schweren Zeit immer wieder neu ausrichten konnte.

Um Missverständnissen vorzubeugen: Auch im echten Leben wohnen wir am Stadtrand von München. In der Wirklichkeit heißen wir jedoch nicht Ann, Jonas oder Max. Sämtliche Namen in diesem Buch sind frei erfunden und manches Verwandtschafts- und Bekanntschaftsverhältnis habe ich leicht geändert.

TEIL 1

Auf ins Kinderwunschzentrum! Oder: Wie alles begann

2011 ist ein wichtiges Jahr für uns. In diesem Jahr erfahren wir, dass wir ohne medizinische Hilfe keine Kinder bekommen werden und dass mein Frauenarzt uns nicht weiterhelfen kann. Wenn wir eine Familie gründen wollen, müssen wir ein Kinderwunschzentrum aufsuchen. Wir wollen.

Gesagt, getan und … Warteliste.

Leider enden meine Versuche, einen Termin zu vereinbaren, stets bei einem: „Wir haben erst in zwei Monaten wieder einen Termin zur Erstberatung frei."

Zwei Monate! Für mich, die ich schon seit vielen Monaten darauf warte schwanger zu werden, ist das eine Ewigkeit.

(Zur Beruhigung am Rande: Die Zeiten haben sich enorm gebessert oder wir haben 2011 einfach nur Pech gehabt. Als ich 2016 aus Neugier die Telefonrunde von damals wiederhole, haben die mittlerweile sieben Münchner Einrichtungen eine durchschnittliche Wartezeit von nur drei Wochen bis zu einer Erstberatung.)

Endlich habe ich Glück. In einem Zentrum hat jemand einen Termin abgesagt und bereits zwei Tage später sitzen mein Mann Jonas und ich in einer Erstberatung. Vieles wissen wir schon, einige Erklärungen fallen wissenschaftlicher aus als das, was wir bei unserer ersten Onlinerecherche gelesen haben. Insgesamt erwarten uns aber keine großen Überraschungen. Da wir bereits einen unauffälligen Befund von meinem Hormonhaushalt und ein vernichtendes Spermiogramm von Jonas dabei haben, ist offensichtlich, wo das Problem liegt.

Eine Frage, die unser Arzt, Herr Dr. L., Paaren sonst stellt, ist deshalb nicht relevant: Wie lange wir schon versuchen, ein Kind zu zeugen. Paaren, die es noch nicht ein Jahr oder länger auf natürlichem Weg versuchen, würde eine Kinderwunschbehandlung nicht leichtfertig angeboten, erklärt er uns. Aber wie gesagt, das Spermiogramm zeigt, dass bei uns selbst drei Jahre hoffen auf Mutter Natur nichts geändert hätten.

Dabei hätte der Arzt uns ruhig fragen dürfen. Schließlich haben wir bereits 2010 während unseres Wanderurlaubs in Finnland beschlossen, dass jetzt der richtige Zeitpunkt gekommen wäre, eine Familie zu gründen. Wir waren beide knapp über dreißig und hatten uns beruflich ausgetobt.

Noch während dieser Reise setzte ich die Pille ab. Doch ich hatte irgendwo gehört, dass man in den ersten ein, zwei Monaten nach dem Absetzen der Pille mit dem Schwangerwerden warten sollte. Das taten wir also. Ich nutzte diese Zeit, um mich gegen Röteln impfen zu lassen. Danach durfte ich aufgrund der Impfung drei Monate lang nicht schwanger werden.

In dieser Zeit begann ich bereits, täglich eine Folsäuretablette einzunehmen. Folsäure wird allen werdenden Müttern empfohlen. Sie sollte spätestens ab Bekanntwerden und während der gesamten Schwangerschaft oder, wenn möglich, ein paar Wochen vor der Empfängnis eingenommen werden.

Es ist ein interessantes, oft auftretendes Phänomen, dass es Paaren nach langer Zeit akribischster Verhütung von einer Minute auf die andere nicht schnell genug gehen kann, ein Kind zu zeugen, sobald sie sich erst einmal dieses Ziel gesetzt haben. Genau so erging es uns. Ich zählte ungeduldig die Wochen, bis endlich drei Monate vergangen waren.

Doch noch eine Schwierigkeit zeigte sich: Ich war beruflich bedingt oft in einer anderen Stadt und daher von Montag bis Donnerstag nicht zuhause. Mein Zyklus wollte sich aber nicht mit den Zeiten synchronisieren, in denen ich zuhause war, und so vergingen wieder ein paar Monate.

Als Grund, weshalb ich nicht schwanger wurde, vermuteten wir natürlich das ungünstige Timing. Während Jonas alles eher stoisch hinnahm und auf bessere Zeiten vertraute, wurde ich zunehmend unruhiger. Unsere gemeinsamen Abende verloren an Zwanglosigkeit und das regelmäßige Berechnen der fruchtbaren Zyklustage mündete in Frustration – entweder stellte ich fest, dass ich an ihnen unterwegs sein würde, oder sie erforderten Taten. Aus einvernehmlichen Zärtlichkeiten wurde Sex nach Kalender.

Es folgte die Schweinegrippe und es hieß, Schwangere seien besonders gefährdet. Beim Abwägen des Risikos gegen eine weitere Verzögerung überwog das Sicherheitsbedürfnis. Ich ließ mich auch dagegen impfen. Wieder drei Monate Karenzzeit.

Zum Glück hatte ich bald ein berufliches Projekt in München, so dass wenigstens unser Problem mit der zeitlichen Koordinierung gelöst war. Weitere Monate gingen ins Land. Und obwohl diesmal rein nach Kalender einige gute und auch genutzte Gelegenheiten dabei gewesen waren, bekam ich wieder und wieder meine Periode.

Als ich das beim nächsten Kontrolltermin meinem Frauenarzt erzählte, schlug er vor, mir während des nächsten Zyklus an bestimmten Tagen Blut abzunehmen, um zu untersuchen, ob es irgendwelche Auffälligkeiten bei meinen Hormonwerten gäbe. Ich war einverstanden.

Meine Hormone waren in Ordnung. Der Frauenarzt fragte, ob mein Mann Jonas ebenfalls bereit sei, sich testen zu lassen. Der willigte sofort ein. Und endlich wussten wir es: Die Konzentration der zeugungsfähigen Spermien ist bei ihm so niedrig und ihre Beweglichkeit so stark eingeschränkt, dass ich auf natürlichem Weg nicht von ihm schwanger werden kann.

Zu diesem Zeitpunkt lag unser Finnland-Urlaub schon über ein Jahr zurück.

So sitzen wir also 2011 im Kinderwunschzentrum. Herr Dr. L. scheint aus Prinzip der Meinung zu sein, dass wir erwachsene Menschen mit einem medizinischen Problem sind und keine Betüddelung brauchen. Entsprechend nüchtern erfolgt das Aufklärungsgespräch. Aufgrund der schlechten Spermienqualität steht von Anfang an fest, dass unser Kind mittels Intrazytoplasmatischer Spermieninjektion (ICSI; „ixi“ ausgesprochen) entstehen soll (→ *Künstliche Befruchtung ist nicht gleich künstliche Befruchtung, S. 30*).

Nach seinen inhaltlichen Ausführungen geht Herr Dr. L. zum organisatorischen Teil über. Gut sei, dass wir beide bei der gleichen Krankenkasse versichert seien, denn manchmal schöben sich, vor allem in weniger eindeutigen Fällen, die Krankenkasse der Frau und die des Mannes den Schwarzen Peter zu, um nicht zahlen zu müssen. Wir bekommen Unterlagen mit, die wir bei der Kasse einreichen sollen. Sobald wir den Bewilligungsbescheid haben, sollen wir einen neuen Termin ausmachen. Es kommt mir vor, als hätte ich ein Déjà-vu. Schon wieder warten.

Diesmal allerdings nicht lange: Die Bewilligung kommt bereits nach zwei Wochen. Unsere Krankenkasse sagt für drei ICSI-Behandlungen die Übernahme von fünfzig Prozent der im Behandlungsplan angegebenen Kosten zu.

Wir können wieder im Kinderwunschzentrum vorstellig werden, um die Rezepte und den Behandlungsplan abzuholen. Darin ist notiert, zu welchem Zeitpunkt welches Medikament einzunehmen sein wird und wann ich mich im Kinderwunschzentrum zur Vereinbarung des ersten Kontrolltermins melden soll. Die Anwesenheit von Jonas wird bei annähernd keinem der folgenden Termine notwendig sein. Das ist einerseits schade – immerhin wollen wir gemeinsam ein Baby bekommen – andererseits nachvollziehbar, denn schwanger kann schließlich nur ich werden.

Den beeindruckend teuren Gang zur Apotheke unternehme ich sofort und bringe mehrere subkutan, also unter die Haut zu spritzende Medikamente und ein Nasenspray mit nach Hause. Dafür lege ich über 550 Euro hin – und das ist nur der privat zu bezahlende Eigenanteil von fünfzig Prozent, die andere Hälfte der Kosten übernimmt die Krankenkasse.

Mit gemischten Gefühlen beäuge ich zuhause meinen Einkauf. Dieser Haufen Pappschächtelchen ist sozusagen der Fels, auf dem wir unsere Familie gründen werden. Während ich einerseits froh bin, endlich die richtigen Mittel an der Hand zu haben, um der Erfüllung unseres Kinderwunsches näherzukommen, habe ich andererseits einen riesigen Bammel vor der Umsetzung.

Doch bevor mein Mut und meine Willenskraft auf eine große Probe gestellt werden, freue ich mich erst einmal auf den fünfwöchigen Australienurlaub, den Jonas und ich schon vor etlichen Monaten für diesen Spätsommer gebucht haben. Es soll unsere letzte große Reise zu zweit werden.

Ursachen für Fruchtbarkeitsstörungen

Ein Paar gilt als ungewollt kinderlos oder eingeschränkt fruchtbar, wenn es mindestens ein Jahr lang vergeblich versucht hat, durch regelmäßigen Geschlechtsverkehr ein Kind zu zeugen, und dabei keine Schwangerschaft eingetreten ist.[1] Es handelt sich jedoch selten um eine vollständige Unfruchtbarkeit – man spricht auch von Infertilität oder Sterilität. Häufiger liegt eine mehr oder weniger ernsthafte Fruchtbarkeitsstörung vor.

Die Ursachen hierfür können sehr unterschiedlich sein. Für viele überraschend ist die Tatsache, dass statistisch gesehen die organischen Gründe für ungewollte Kinderlosigkeit gleichmäßig auf Männer und Frauen verteilt sind. Bei jeweils 30 bis 40 % lägen sie beim Mann beziehungsweise der Frau, in den restlichen Fällen bei beiden oder die Ursache der Sterilität kann nicht festgestellt werden, informiert eine Broschüre der Bundeszentrale für gesundheitliche Aufklärung.[2]

Ursachen

Neben organischen Gründen spielt das Alter eine große Rolle bei der Erfolgswahrscheinlichkeit für eine Schwangerschaft. Während Männer deutlich länger zeugungsfähig bleiben – wobei die Qualität der Spermien ab 40 abnimmt[3] – hat eine 35-jährige Frau nur noch halb so gute Chancen auf ein gesundes Baby wie eine 25-jährige.[4] In fortgeschrittenem Alter kommt es häufig vor, dass Frauen nicht mehr in jedem Zyklus einen Eisprung haben. Das erschwert eine erwünschte Schwangerschaft.[5]

Auch seelische und berufliche Belastung, Stress, Schlafmangel, schlechte Ernährung (inklusive Magersucht und Übergewicht), Suchtmittel, Hormonmissbrauch oder Umweltfaktoren beeinflussen die Fruchtbarkeit. Bei Frauen wie bei Männern.

Was die organischen Ursachen angeht, gibt es einen bunten Reigen von Fruchtbarkeitstörungen.

Fruchtbarkeitsstörungen bei Frauen

- Störung der Eireifung und/oder der Gelbkörperphase, die durch eine Hormonstörung hervorgerufen sein kann (mangelhafte Bildung oder Ausschüttung von Östrogen beziehungsweise Progesteron oder eine Schilddrüsenfehlfunktion) oder durch Über-/Untergewicht, Hochleistungssport, sehr schwere körperliche Arbeit, starken Stress oder bestimmte Medikamente.
- Störung des Eitransportes im Eileiter durch verklebte, verschlossene oder verwachsene Eileiter.
- Störung an der Gebärmutter beispielsweise nach einer Entzündung oder Operation, weil der Schleimpfropf am Gebärmutterhals nicht durchlässig wird, weil Myome (Muskelknoten) oder Fehlbildungen die Einnistung in der Gebärmutter behindern oder weil eine Endometriose vorliegt.

Fruchtbarkeitsstörungen bei Männern

Die Zeugungsfähigkeit des Mannes gilt als eingeschränkt, wenn das Sperma bestimmte Richtwerte nicht erreicht. Als normale Spermienqualität gelten mindestens 15 Millionen Spermien/Milliliter Samenflüssigkeit und eine gute Beweglichkeit bei mindestens 32 % der Spermien.[6]

- Störung der Samenzellbildung verursacht durch beispielsweise Vererbung, Krampfadern im Hodensack, Verletzungen der Hoden, Schadstoffe und Genussmittel im Übermaß oder als Folge von Infektionen, Chromosomenanomalien, Durchblutungsstörungen, Diabetes und Tumoren. Eine dauerhafte Unfruchtbarkeit kann auch die Folge einer Mumps-Infektion oder eines nicht rechtzeitig korrigierten Hodenhochstands im Kindesalter sein.
- Störung des Transportes der Spermien, wenn die Samenzellen aufgrund blockierter Samenleiter nicht in das Ejakulat gelangen können. Dies kann nach Verletzungen und Operationen (zum Beispiel Leistenbruch), nach Infektionen durch sexuell übertragbare Krankheiten oder wegen einer angeborenen Fehlbildung der Fall sein.

Fruchtbarkeitsstörungen bei Männern und Frauen

- Entzündungen der Fortpflanzungsorgane.
- Immunologische Sterilität, bei der das Immunsystem die eigenen Ei- beziehungsweise Samenzellen bekämpft. Alternativ können Antikörper der Frau auch die männlichen Samenzellen als Fremdkörper einstufen und verhindern, dass sie in die Eizelle gelangen.[7]

In unserem Fall brachte eine Recherche zurück in Jonas' Kindheit Licht ins Dunkel. Als er nach seinem schlechten Spermiogramm auf Ursachensuche ging, erinnerte er sich daran, dass er als Kind rechts einen Hodenhochstand hatte, der erst korrigiert wurde, als er sieben Jahre alt war. Ihm war nicht bewusst gewesen, dass sich das auf seine Fruchtbarkeit auswirken könnte. Heutzutage würde ein Hodenhochstand spätestens mit Vollendung des ersten Lebensjahres behandelt.

Die Folgen lassen sich in Jonas' Spermiogramm von 2010 nachlesen. Mindestens 15 Millionen Spermien/Milliliter Samenflüssigkeit sollten im Labor gemessen werden. In dem Befund, den Jonas erhielt, waren 1,4 Millionen/Milliliter aufgeführt. Die Beweglichkeit seiner Spermien konnte aufgrund zu geringer Sichtbarkeit nicht einmal festgestellt werden. Auch das Referenzspermiogramm drei Monate später zeigte kaum Veränderung: 1,6 Millionen/Milliliter.

Manchmal amüsieren wir uns heute noch darüber, dass Jonas vor dieser Erkenntnis auf die Sitzheizung im Auto, auf langes Fahrradfahren und vermeintlich zu enge Hosen verzichtet hat.

Hätte es etwas geändert, wenn Jonas schon in der Pubertät oder mit zwanzig gewusst hätte, dass er bezüglich seiner Fruchtbarkeit vorbelastet ist? Nicht viel, vermute ich. Auf Empfängnisverhütung hätten wir trotzdem nicht verzichten wollen – ein paar Spermien gibt es ja immerhin.

Aber vielleicht wären wir in einigen Situationen etwas entspannter gewesen. Das nervenzehrende Warten und Hoffen auf ein natürlich gezeugtes Kind und einige

Arztbesuche zur Abklärung der Ursache hätten wir uns sicher ersparen können. Das Wichtigste wäre gewesen, dass wir nicht von der Realität überrumpelt worden wären, sondern vorher gewusst hätten, was uns eines Tages erwarten würde.

Doch wir waren ahnungslos. Ich erinnere mich noch lebhaft an zwei schreckliche Zyklen. Einmal dachte ich, ich hätte die Pille an einem Mittwoch nicht genommen und damit eine Schwangerschaft so gut wie sicher herbeigeführt (erst am drittletzten Tag vor Ende des Blisters habe ich realisiert, dass ich die Einnahme nicht vergessen, sondern nur den Mittwoch in der falschen Richtung herausgedrückt und somit sehr wohl täglich die Pille genommen hatte).

Ein anderes Mal – damals nahm ich die Pille nicht – war ein Kondom geplatzt und die fruchtbaren Tage lagen nicht weit genug entfernt, um den Vorfall gleichmütig zu verdrängen. Auf die knapp zwei Wochen Panik danach hätten wir gerne verzichtet. Wir waren damals beide mitten im Studium und wollten zu diesem Zeitpunkt absolut noch kein Kind.

Wir sind natürlich nicht die Ersten und Einzigen, die erst einmal davon ausgehen, dass ungeschützter Sex zweifelsfrei zu einem Kind führt.

Unfruchtbarkeit: Die verdrängte Ursache

In der 2014 vom Bundesministerium für Familie, Senioren, Frauen und Jugend herausgegebenen, großangelegten Studie „Kinderlose Frauen und Männer“[8] wird festgestellt: „Obwohl sie – zum Teil seit mehreren Jahren – vergeblich ein Kind bekommen wollen, suchen nur 17 % der Frauen und 6 % der Männer einen Arzt auf, um medizinisch abzuklären, ob die Ursache für die Kinderlosigkeit bei ihr oder ihm organische Ursachen hat."[9]

Neben dem Fehlen des richtigen Partners für eine Familiengründung sei vor allem beruflicher und familiärer Stress für die meisten Betroffenen der selbstdiagnostizierte Grund für ihre Kinderlosigkeit.

Erst in späteren Jahren hätten Paare mit unerfülltem Kinderwunsch ihr Alter im Verdacht. „31 % der ungewollt kinderlosen Frauen zwischen 40 und 50 Jahren vermuten ihr Alter als eine Ursache"[10], gleiches gilt für 8 % der ungewollt kinderlosen Männer in diesem Alter[11]. Männer wie Frauen würden dazu tendieren, die Dauer ihres fruchtbarsten Lebensabschnitts zu überschätzen, heißt es in der Studie. „Im Alter zwischen 30 und 39 Jahren blenden viele Frauen ihr eigenes Alter als ein Ursachenfeld aus: Nur 6 % denken hier an ihr Alter. Bis etwa zum 40. Lebensjahr hat die Mehrheit der kinderlosen Frauen die Maxime des generativen ‚forever young'."[12]

Wer könnte es ihnen verdenken? Die Medien sind voll von Nachrichten über A-, B-, C- und weitere Prominente, die in fortgeschrittenem Alter scheinbar mühelos Kinder bekommen. Inwiefern die Zeugung ihres Nachwuchses tatsächlich mühelos vonstattenging, erfahren wir Klatsch- und Tratsch-Konsumenten nicht. Wir glauben gerne an das Bild ewiger Fruchtbarkeit.

Unterstützt wird das durch die große „Dominanz des Themas Verhütung in der Phase der Jugend und bei jungen Erwachsenen: Wer von Jugend an jahrelang verhütet hat, kommt gar nicht mehr auf die Idee, unfruchtbar zu sein und bei einem Kinderwunsch auf eine Kinderwunschbehandlung angewiesen zu sein."[13]

Die Autoren der Studie des Bundesministeriums regen deshalb an, die bisher einseitig auf das Thema Schwangerschaftsvermeidung fokussierte Sexualaufklärungsarbeit durch das Thema Fruchtbarkeitsstörungen und Unfruchtbarkeit zu ergänzen. So soll ein weit verbreiteter Verdrängungsmechanismus außer Kraft gesetzt werden. In unserer Gesellschaft wird allein schon der Unfruchtbarkeitsverdacht dermaßen tabuisiert, dass mögliche Betroffene sich den Gedanken, sie seien vielleicht in ihrer Zeugungsfähigkeit eingeschränkt, (unbewusst) nicht erlauben.

Kinder ... wir würden schon wollen, wenn wir könnten

Gibt es eigentlich eine Statistik darüber, warum Paare keine Kinder bekommen wollen? Mit den echten Gründen, den wirklich wahren Gründen? Diese Frage stelle ich mir, weil ich inzwischen vermute, dass viele der Erklärungen, die ich von Freunden und Bekannten höre, nur vorgeschoben sind. Warum ich das denke? Weil Jonas und ich es genauso gemacht haben.

Unsere Standardantworten waren, dass es im Moment beruflich nicht gut passe, noch dieser und jener Meilenstein erreicht werden solle und später dann (als es darum ging, ob wir noch ein zweites Kind wollen) dass es jetzt nicht gelegen komme, solange der Hausbau noch in vollem Gange sei – wer weiß, wie fit ich als Schwangere wäre. Ja, später irgendwann einmal ...

Anfangs reichte es zu sagen, es sei noch zu früh und wir würden gerne erst große Reisen machen. Später sei genug Zeit, sich mit Familie mehr zurückzunehmen.

Das stimmte für eine lange Zeit sogar. Nachdem wir jedoch erfahren hatten, dass auch nach unserer Entscheidung für eine Familie der Kindersegen erst mal ausbleiben würde, schmeckten diese Ausreden sehr schal.

Als besonders belastend empfand ich es, wenn von der nächsten und mittelnahen Verwandtschaft nachgebohrt wurde. Es gab klare Erwartungshaltungen und Aussagen, die Druck machten, wie „wir werden nicht jünger und wollen noch etwas von unseren Enkelkindern haben“, „später können wir euch nicht mehr so gut unterstützen“, bis hin zu „wenn wir wüssten, dass es nicht mehr lange dauert, bis ihr Kinder bekommt, würden wir uns keinen neuen Hund kaufen, um flexibler zu sein“.

Von entfernteren Verwandten kamen eher die gut gemeinten Aufmunterungen, die einem die letzten Zweifel nehmen sollten: Es sei so schön und eine Bereicherung mit Kindern. Der/Die Soundso schaffe es sogar mit drei Kindern. Wir würden unser Leben privat und beruflich so gut meistern, da würden wir ein Kind sicher auch gut integrieren. Wir wären ein so tolles Paar und könnten sicher gut mit Kindern umgehen – wer wenn nicht wir sollte Kinder bekommen?

Es ging so weit, dass ich mich in Anwesenheit von Babys und Kleinkindern absichtlich zurückhielt, um auf keinen Fall den Eindruck zu vermitteln, ich würde mich für diese kleinen Wesen interessieren. Ich bin sowieso nicht der Typ Frau, die auf alles, was brabbelt, losstürmt und es auf den Arm nehmen will. Das will ich nach wie vor nur familienintern machen. Aber etwas Freundliches zu den kleinen Würmchen sagen und sie anlächeln, das tue ich schon gerne. Doch das hätte mich als potentiell an Babys interessiert geoutet. Also pflegte ich eher die Komm-mir-mit-dem-Kind-nicht-zu-nahe-Attitüde.

Es ist eindeutig aufwendiger, einen glaubwürdigen Vorwand vorzubringen, wenn man zuvor schon einmal zugegeben hat, dass man eigentlich Kinder haben will, dann aber ein paar Jahre lang immer noch keine hat.

Paare, die einmal überzeugend gesagt haben, sie wollen gar keine Kinder, werden mit dem Thema nicht mehr belästigt. Hier ist auch keine so große Erfindungsgabe vonnöten. „Wir wollen keine Kinder." Das reicht bereits.

Es gibt noch andere Alternativen. Mir am bekanntesten: „Wir sind schon zu alt dafür." Oder: „Wir lieben unsere Freiheit. Ich glaube, ein Kind würde uns so sehr einschränken, dass unsere Beziehung darunter leiden würde." Dass beide Partner lieber Karriere machen wollen, ist ein anerkannter Grund, eine Fernbeziehung aus beruflichen Gründen ebenso. Eine scherzhafte Formulierung ist noch: „Nach dem Kauf der Wohnung können wir uns ein Kind nicht mehr leisten." – Das habe ich im Freundeskreis schon zweimal gehört.

Ich fing irgendwann an zu hinterfragen, ob alle Paare, die einen Kinderwunsch verneinten, die Wahrheit sagten. Nachdem ich wusste, mit welchen Formulierungen und aus welchen Gründen wir genau das Gleiche taten, lag die Vermutung nahe, dass andere es ähnlich machten.

Da ich eine gute Zuhörerin und sehr diskret bin, vertrauten mir einige Freunde schließlich unter vier Augen die wahren Gründe für ihre Kinderlosigkeit an. Ich war überrascht, dass manches nach außen hin vehement eine Familiengründung ablehnende Paar in Wirklichkeit doch gerne Kinder gehabt hätte. Bei den mir persönlich bekannten Fällen steckten im Wesentlichen zwei Gründe dahinter: zum einen eine genetische Neigung zu schweren Krankheiten, zum anderen Unfruchtbarkeit.

Ein Paar hatte drei der potentiellen vier Großeltern an Krebs verloren und sorgte sich in der Folge nicht nur um die eigene Lebenserwartung, sondern auch um die der künftigen Kinder. In der Annahme, dass sie vermutlich selbst in späteren Jahren an Krebs erkranken werden, leben beide darauf hin, früh viel Geld zu verdienen. Mit Mitte vierzig wollen sie finanziell abgesichert sein und keine monetäre Verantwortung für Kinder übernehmen. Sie wollen sich selbst in einen frühen Ruhestand versetzen, reisen und das Leben genießen, solange sie noch gesund genug dazu sind.

Vergleichbares gilt für andere Krankheiten: Bei einem Paar leidet der Mann unter starken Depressionsschüben und möchte kein Kind zeugen, da seine Krankheit vererbbar ist. Er kümmert sich rührend um seine Nichte. Seine Frau hätte sehr gerne zwei Kinder. Aber eine Adoption kommt für beide nicht in Frage.

Bei wieder einem anderen Paar ist der Vater der Frau blind und ihr Mann hat keinen Kinderwunsch. Da die Frau selbst jährlich ihre Augen kontrollieren lässt, ob die vererbbare Augenkrankheit auch bei ihr ausbricht, hat das Paar entschieden, dass sie lieber die Welt bereisen und viel den Kontakt mit den Kindern aus der Verwandtschaft pflegen wollen.

Und ausgerechnet das stylish eingerichtete Paar mit dem flotten Zweisitzer in der Garage, das an den Wochenenden von einer Party zur nächsten jettet, ist bereits seit einem Jahr wegen unerfülltem Kinderwunsch in Behandlung. Der Mann war in der Vergangenheit sehr auf Abstand zu Babys und Kleinkindern gegangen und bekannt gewesen als jemand mit einer Komm-mir-mit-dem-Kind-nicht-zu-nahe-Haltung. Klingt bekannt? Mir jedenfalls schon.

Wenn mir also mittlerweile jemand sagt, er oder sie möchte keine Kinder, dann vermute ich, dass diese Aussage nicht zwingend der Wahrheit entspricht. In einem Buch über Kinderwunsch habe ich einen enorm zutreffenden Satz der Autorin Millay Hyatt gelesen, den ich unbedingt zitieren muss: „Kratzt man einmal ein bisschen an der Oberfläche, quellen sie nur so hervor, die unerfüllten Kinderwünsche.“[14]

Künstliche Befruchtung ist nicht gleich künstliche Befruchtung: Unterschiedliche Behandlungsmethoden und rechtliche Grundlagen

Solange es einen nicht interessiert, solange macht man sich auch keine Gedanken darüber, was eigentlich dahinter steckt, wenn jemand von künstlicher Befruchtung spricht. Klar, jeder hat eine vage Vorstellung im Kopf. Bei mir war das ein klinisch weißes, futuristisch eingerichtetes Behandlungszimmer, der Frauenarztstuhl, Kontrolle per Ultraschall und Überprüfen der Hormonwerte im Blut. Dazu kamen noch Bilder aus Science-Fiction-Filmen, die sich in meine Fantasie mischten, und ich stellte mir Embryonen vor, die schon Gummibärchengröße haben, wenn sie der Frau eingesetzt werden.

Welche Mechanismen in Gang gesetzt werden und was innerhalb und außerhalb der elterlichen Körper geschieht, bis ein Embryo entsteht, das hätte ich niemandem erklären können. Ich muss zugeben, dass ich noch nicht einmal daran gedacht habe, dass mit Medikamenten die gleichzeitige Bildung mehrerer Eizellen angeregt werden würde. Davon, dass ich mir selber Medikamente spritzen müsste, ahnte ich natürlich auch nichts.

Inzwischen weiß ich nicht nur über eine, sondern über mehrere Methoden der künstlichen Befruchtung Bescheid. Je nach Ursache der Unfruchtbarkeit gibt es unterschiedliche Ansätze.

Eines noch: Ich bin ein sehr gut informierter Laie was das Thema künstliche Befruchtung angeht. Die hier zusammengetragenen Informationen basieren auf meinen umfangreichen Recherchen. Ich habe jedoch nicht den Anspruch, dem Vergleich mit einer wissenschaftlichen Veröffentlichung standzuhalten. Mein Text kann nur zu einem ersten Überblick verhelfen. Fachliche Themen und individuelle Schicksale sollten immer mit einem Mediziner oder bei Bedarf mit einem Juristen besprochen werden.

Zunächst muss das behandelte Paar diverse Untersuchungen zur Abklärung der Ursache hinter sich bringen. Der Frauenarzt führt bei der Frau eine gynäkologische Untersuchung mit Ultraschall durch und überwacht die Hormonwerte während mindestens einem Zyklus mittels Blutabnahmen (circa drei Mal).

Auch die Hormone des Mannes werden überprüft und ein Spermiogramm zur Qualitätsbestimmung erstellt (unter anderem: Anzahl Spermien pro Milliliter, Gesamtspermienzahl, Prozentsatz der lebenden Spermien und Beweglichkeit der Spermien). Gesetzliche Krankenkassen verlangen vor einer ICSI zwei aktuelle Spermiogramme. Früher mussten 12 Wochen Zeit zwischen den Spermiogrammen liegen. Das ist seit dem 2. Juni 2017 nicht mehr so. Sollten sich im Ejakulat gar keine Spermien befinden, sind weitere Tests erforderlich, um festzustellen, welche Fruchtbarkeitsstörung konkret vorliegt.

Darüber hinaus kann bei der Frau eine Bauchspiegelung unter Vollnarkose notwendig sein, um die Durchlässigkeit der Eierstöcke und den Zustand weiterer wichtiger Organe zu prüfen. Sie kann kombiniert werden mit einer Gebärmutterspiegelung, für die eine zwei bis fünf Millimeter große Kamera in die Gebärmutter eingeführt wird, um mögliche Myome, Polypen oder Fehlbildungen zu finden. Weit weniger invasiv, weil ambulant und ohne Narkose möglich, ist das Durchspülen der Eileiter im Rahmen einer zwei- oder dreidimensionalen Ultraschalluntersuchung, bei der ebenfalls der Zustand der Eileiter geprüft wird und leichte Verklebungen beseitigt werden können, die möglicherweise für die Unfruchtbarkeit verantwortlich sind.

Es kann außerdem ein Abstrich vom Schleim im Gebärmutterhals nach dem Geschlechtsverkehr untersucht werden (Postkoitaltest). Auch hier gibt es eine Abnormität, die „zervikale Sterilität“: Aufgrund erhöhter Zähigkeit können die Spermien nicht durch das sogenannte Zervixsekret dringen und die Gebärmutter deshalb nicht erreichen.

Allein das Durchlaufen dieser Untersuchungen zieht sich für jemanden, der bereits eine lange Zeit der Ungewissheit hinter sich hat, unerträglich in die Länge. Immerhin betrug 2014 die durchschnittliche Dauer, die Paare sich erfolglos nach einem Kind sehnten, bevor sie sich dazu überwanden, endlich eine Kinderwunschbehandlung zu beginnen, gut dreieinhalb Jahre. Dies ist ein Wert, der seit 1997 stark gesunken ist – damals lag die Dauer des Kinderwunsches vor Aufsuchen einer reproduktionsmedizinischen Praxis durchschnittlich bei etwas über fünf Jahren.[15]

Wenn die Untersuchungen offenbart haben, dass das Paar auf natürlichem Weg mit großer Wahrscheinlichkeit keine Kinder zeugen wird, kann eine assistierte oder künstliche Befruchtung empfohlen werden. Die drei am häufigsten genutzten Methoden sind die Intrauterine Insemination (IUI), die In-vitro-Fertilisation (IVF) und die Intracytoplasmatische Spermieninjektion (ICSI).

Von diesen Methoden habe ich die Dritte selbst durchlaufen und schildere im nächsten Kapitel (→ *Versuch 1.1 – Eine (beinahe) mustergültige Kinderwunschbehandlung, S. 44*) ausführlich, wie ich sie erlebt habe.

Intrauterine Insemination (IUI)

Am sanftesten ist die Intrauterine Insemination (IUI; wörtlich etwa „Besamung in der Gebärmutter"). Sie ist keine künstliche, sondern eine assistierte Befruchtung. Von künstlicher Befruchtung wird nur gesprochen, wenn die Eizellen außerhalb des weiblichen Körpers befruchtet werden.

Die Insemination, oder Samenübertragung, wird beispielsweise angewandt, wenn eine zervikale Sterilität vorliegt, die Spermienbeweglichkeit des Mannes nur mäßig, jedoch nicht stark, eingeschränkt ist oder eine immunologisch bedingte Sterilität festgestellt wurde.[16]

Im Labor werden unter dem Mikroskop die vielversprechendsten, also schnellsten Spermien ausgewählt. Dafür gibt der Mann sein Sperma in der Kinderwunschklinik ab.

Das klingt erst mal simpel. Es ist für den Mann allerdings gar nicht mal sooo anregend, wenn er mit einer braunen Papiertüte und einem kleinen Becher bewaffnet in ein abseits gelegenes Zimmer geschickt wird, aus dem ihm bereits ein anderer Mann mit seiner Papiertüte entgegen kommt und das lieblos mit ein paar Nacktfotos und einschlägigen Magazinen ausgestattet ist. Romantisch ist anders.

Jonas, meinem zuverlässigen Erstleser, war diese Schilderung nicht plastisch genug. In dem von uns frequentierten Gebäude liegt das abseitige Zimmer im Keller direkt neben der Hausmeisterei. Jonas betonte später: „Im Vergleich zu diesem Raum ist unsere Garage eine Erotik-Erlebniswelt. Ich war ständig darauf gefasst, dass mir unterwegs einer der Männer im Blaumann ein aufmunterndes ‚Werd scho!' zuruft."

An diesem Punkt sind IUI, IVF und ICSI identisch. Für jede der drei Methoden ist es notwendig, dass der Mann sein Ejakulat zur Aufbereitung abgibt. Anschließend unterscheiden sich die Behandlungen wieder wesentlich.

Die kräftigsten Spermien werden für die IUI mit dem dünnen Schläuchlein eines Katheters am richtigen Zyklustag in die Gebärmutter gespritzt, um dort die Eizelle zu befruchten.

Unterstützt wird dieser Prozess meistens, indem der Zyklus der Frau mit Hormonen gesteuert und eine vermehrte Eizellenproduktion angeregt wird. Man spricht von einem „stimulierten Zyklus" (die Insemination ohne eine Hormonverabreichung an die Frau ist ein „Spontanzyklus"). Ziel ist es, durch die Hormongaben drei, besser zwei reife Eizellen zu erzeugen, um dann mit einer weiteren Hormoninjektion den Eisprung herbeizuführen. Dieser findet etwa 36 Stunden nach der Hormonspritze statt, was wiederum den Zeitpunkt bestimmt, wann das aufbereitete Sperma übertragen wird.

Ein reproduktionsmedizinisches Zentrum in München informiert auf seiner Homepage darüber, dass die häufig berichteten niedrigen Schwangerschaftsraten (beispielsweise 10 – 15 % Erfolgswahrscheinlichkeit) nach einer Insemination darauf zurückzuführen seien, dass vor der IUI nicht überprüft wurde, ob die Eileiter durchgängig sind. Würden nur Inseminationen betrachtet, die an Frauen mit durchgängigen Eileitern durchgeführt wurden, läge die Rate bei bis zu 30 % pro Versuch.[17]

Ich kenne ein Paar, das zwei Mal kurz vor der Insemination die Behandlung abbrechen musste, weil durch die Anregung der Eizellreifung zu viele Eizellen entstanden und die Gefahr einer hochgradigen Mehrlingsschwangerschaft überproportional groß geworden war.

Mehrlingsschwangerschaften enden statistisch gesehen häufiger mit einer Frühgeburt als Einlingsschwangerschaften und beeinträchtigen die Gesundheit der Mutter beispielsweise durch Rückenschmerzen, Haltungsschäden, Atemschwierigkeiten, Bluthochdruck und Verdauungsprobleme. Dazu kommt, dass bei hohen Mehrlingsschwangerschaften häufig nicht alle Föten überleben. Im Rahmen der assistierten und künstlichen Befruchtung wird deshalb darauf geachtet, dass keine hochgradigen Mehrlingsschwangerschaften eintreten.

In-vitro-Fertilisation (IVF)

Deutlich aufwendiger wird es mit der tatsächlichen künstlichen Befruchtung, der In-vitro-Fertilisation

(IVF; „Befruchtung im Glas“). Sie unterscheidet sich im Ablauf nur geringfügig von der Intracytoplasmatischen Spermieninjektion (ICSI).

Die IVF wird üblicherweise angewandt, wenn zum Beispiel die Frau an einer Störung der Eileiter oder an Endometriose leidet, bei verminderter Samenqualität, nach länger bestehender ungeklärter Unfruchtbarkeit oder nachdem eine Samenübertragung nicht zum gewünschten Ziel geführt hat beziehungsweise als nicht erfolgsversprechend eingeschätzt wurde.[18]

Auch hierbei werden die Eizellen der Frau hormonell zum Wachsen angeregt. Ziel ist es diesmal, möglichst viele Eizellen entstehen zu lassen. Um die Qualität nicht zu gefährden, kann jedoch nur in Maßen stimuliert werden.

Während der Stimulationsphase spritzt sich die Frau Gonadotropine, körpereigene Botenstoffe. Diese werden für die Eireifung benötigt. Damit nichts dem Zufall überlassen bleibt, wird zusätzlich durch ein Nasenspray oder durch Spritzen verhindert, dass das Eisprunghormon LH ausgeschüttet wird. Diese Verwendung des Gonadotropin-Releasing-Hormons (GnRH) wird als „Downregulation“ bezeichnet. Ein spontan und somit unkontrolliert stattfindender Eisprung würde die Gefahr mit sich bringen, dass der Inhalt der Follikel (Eibläschen, in denen die Follikelflüssigkeit und die Eizellen gebildet werden) nicht gezielt an einem bestimmten Termin punktiert, also entnommen werden kann.

Während der Behandlung wird regelmäßig mit Ultraschall- und Blutuntersuchungen kontrolliert, wie sich die Follikel entwickeln und ob die Medikamentendosierung angepasst werden muss. Sobald um den 12. bis 14. Zyklustag herum die Hormonwerte passen und die gewünschte Follikelzahl und -größe erreicht ist, wird ein anderer Botenstoff gespritzt, der den Eisprung auslöst. Hierfür wird in der Regel humanes Choriongonadotropin (hCG) verwendet.

36 Stunden nach dieser Spritze wird mit einer Hohlnadel die Eizellenentnahme (Follikelpunktion) unter einer zehn- bis fünfzehnminütigen Vollnarkose durchgeführt. Die Punktionsnadel wird, verbunden mit einem Ultraschallkopf, in der Scheide möglichst nahe erst an den einen, dann an den anderen Eierstock herangeführt. Mit der Nadel wird durch die Scheidenwand direkt in die einzelnen Follikel gestochen. Follikel für Follikel wird die darin enthaltene Flüssigkeit abgesaugt und ans Labor weitergegeben. Dort werden die Eizellen von der Flüssigkeit getrennt und ihre Qualität bestimmt. Nicht jede der durch Stimulation gewonnenen Eizellen ist reif.

Der Mann gibt sein Ejakulat am Tag der Eizellenentnahme ab oder es wird auf vorab eingefrorenes Sperma von ihm zurückgegriffen. Nun werden in einer Petrischale die geeigneten Eizellen in einer Nährlösung mit den aufbereiteten Spermien des Partners zusammengegeben. Diese können dort die Eizelle beziehungsweise mehrere Eizellen befruchten.

Die Petrischale kommt anschließend in einen Inkubator, der ideale Bedingungen für die Entwicklung von Embryonen herstellt. Nach etwa 24 Stunden ist klar, wie viele Eizellen befruchtet worden sind.

Bei einer ausreichend großen Anzahl befruchteter Eizellen kann ein Teil davon kryokonserviert werden. Dabei werden die Zellen noch im Vorkernstadium (das ist die befruchtete Eizelle vor der Verschmelzung des mütterlichen und väterlichen Zellkerns, also das letzte Stadium vor der Entstehung eines Embryos) in flüssigem Stickstoff bei bis zu -196 Grad Celsius eingefroren[19]. Für einen späteren Transfer können sie wieder aufgetaut werden.

Nach zwei bis fünf Tagen im Labor werden die erfolgversprechendsten Embryonen in die Gebärmutter der Frau transferiert.

Der Rücktransfer wird auf dem gynäkologischen Stuhl durchgeführt. Die gewünschte Anzahl Embryonen – meist einer oder zwei höchstens aber drei – wird mit einem Katheter aufgezogen. Der dünne Schlauch des Katheters wird vaginal durch den Gebärmutterhals bis in die Gebärmutter geführt und der Inhalt dort hineingespritzt. Die Rückgabe erfolgt ohne Narkose und ist schmerzfrei.

In der Zeit zwischen der Entnahme bis zum Transfer und darüber hinaus führt die Frau Progesteronkapseln (Progesteron wird auch „Gelbkörperhormon“ genannt) in die Scheide ein, um hormonell die Einnistungsphase zu unterstützen. Im Idealfall nistet sich einer der Embryonen ein und entwickelt sich wie jeder natürlich entstandene Embryo weiter. Der Schwangerschaftstest wird gut zwei Wochen nach der Eizellenentnahme durchgeführt.

Die Meinungen gehen auseinander, ob die Embryonen eher früh (zwei bis drei Tage alt) oder spät (am fünften Tag im Blastozystenstadium) transferiert werden sollen. Das längere Warten ermöglicht es festzustellen, welche Embryonen sich am vielversprechendsten entwickeln. Sollten allerdings nur zwei Befruchtungen stattgefunden haben und die Eltern wollen zwei Embryonen zurück haben, macht es Sinn, diese früher in ihr natürliches Umfeld zurückzubringen.

Die Erfolgsaussichten für eine Schwangerschaft dank dieser Methode lägen weltweit bei etwa 25 %, so das bereits zitierte Münchner Kinderwunschzentrum[20]. Jedoch sind Ursache der Unfruchtbarkeit (z. B. liegt es am Mann oder an der Frau) und das Alter der Frau ausschlaggebend, so dass ein Durchschnittswert über alle durchgeführten IVF-Behandlungen für den Einzelfall nicht aussagekräftig ist.

Ein detaillierterer Überblick und eine Auswertung von Studien und wissenschaftlichen Quellen zur Kinderwunschsituation in Deutschland folgt in einem späteren Kapitel (→ *Wer, wie viele und wie wahrscheinlich? S. 105*).

Intracytoplasmatische Spermieninjektion (ICSI)

Einen Schritt weiter als die IVF geht die Intracytoplasmatische Spermieninjektion (ICSI; Cytoplasma ist der Inhalt einer Zelle, der von der Zellmembran umhüllt ist). Auf sie muss zurückgegriffen werden, wenn es zu wenige oder zu unbewegliche Spermien für eine IVF gibt und man davon ausgeht, dass sie nicht selbstständig in die Eizelle eindringen können. Für eine IVF werden 50.000 bis 100.000 schnell bewegliche Spermien pro Eizelle benötigt. Sollte die Spermienqualität des Mannes hierfür nicht ausreichen, wird eine ICSI durchgeführt.

Zum Vergleich: Der Samenerguss eines normal fruchtbaren Mannes enthält durchschnittlich mindestens 39 Millionen Samenzellen.[21]

Die Richtlinien des Bundesausschusses der Ärzte und Krankenkassen über ärztliche Maßnahmen zur künstlichen Befruchtung machen eine „Schwere männliche Fertilitätsstörung" zur Voraussetzung für die Durchführung einer ICSI.[22]

Auch in dem Fall, dass gar keine Samenzellen in der Samenflüssigkeit gefunden werden, jedoch befruchtungsfähige Spermien operativ aus den Hoden (TESE – Testikuläre Spermienextraktion) oder Nebenhoden (MESA – Mikrochirurgische Epididymale Spermienaspiration) gewonnen werden können, wird eine ICSI durchgeführt.

Bis einschließlich der Follikelpunktion verläuft eine ICSI identisch mit der zuvor beschriebenen IVF. Zur Befruchtung der reifen Eizellen wird jedoch jede einzelne Eizelle mit einer Haltepipette fixiert. Mit einer Injektionspipette wird dann ein einzelnes Spermium aufgezogen und unter dem Mikroskop direkt in die fixierte Eizelle injiziert.

Was danach folgt, ist analog zur IVF wieder die optimale Lagerung der befruchteten Eizellen, das Beobachten, welche und wie viele davon sich wunschgemäß entwickeln, und das Entscheiden, zu welchem Zeitpunkt und in welcher Anzahl die Embryonen in die Gebärmutter transferiert werden sollen.

Ähnlich wie bei der IVF gelten für die ICSI weltweit ebenfalls 25 % Schwangerschaftswahrscheinlichkeit.[23]

Rechtliche Grundlagen

Reproduktionsmedizinische Maßnahmen sind in Deutschland durch das Embryonenschutzgesetz (ESchG) und das darin enthaltene Gesetz zur Regelung der Präimplantationsdiagnostik (PräimpG)[24] geregelt. Darüber hinaus gelten die Richtlinien der Bundesärztekammer und des Gemeinsamen Bundesausschusses der Ärzte und Krankenkassen (G-BA).

Die hierzulande erlaubten Verfahren sind die Insemination, die IVF und die ICSI, jeweils unter Verwendung der Samen des Partners. Sollen Spermien eines Spenders verwendet werden, so ist dies nur unter bestimmten Voraussetzungen möglich und bedarf ärztlicher und juristischer Beratung.

Das Einfrieren von bereits geteilten Embryonen (=Zweizellern) ist verboten und die Anzahl von übertragenen Embryonen pro Zyklus ist auf maximal drei beschränkt.

Für die Durchführung von Präimplantationsdiagnostik – also die gentechnische Untersuchung eines Embryos bezüglich genetischer Defekte vor dem Transfer in die Gebärmutter – sind eine ausführliche medizinische und psychosoziale Beratung sowie die Zustimmung einer Ethikkommission Voraussetzung.

In Deutschland gesetzlich verboten ist die Verwendung fremder Eizellen, die Leihmutterschaft, Experimente an Embryonen einschließlich Klonen oder Veränderungen der Erbinformationen, das Verwenden von Samen bereits Verstorbener sowie die Geschlechterauswahl bei Spermien. Die einzige Ausnahme bei der Geschlechterauswahl wird bei schwerwiegenden geschlechtsgebundenen Erbkrankheiten gemacht.[25]

Einrichtungen für Reproduktionsmedizin

Künstliche Befruchtungen werden in Deutschland in ausgewiesenen Institutionen durchgeführt. Häufig führen sie den Begriff „Kinderwunschzentrum" im Namen, auch „Zentrum für Reproduktionsmedizin" oder „Fertility Center" sind weit verbreitet. Einige solcher Zentren sind an Kliniken angesiedelt.

Im Jahr 2016 waren beim Deutschen IVF-Register e. V. (D.I.R) 134 Einrichtungen für Reproduktionsmedizin organisiert – das sind über 95 % aller deutschen Zentren[26], die künstliche Befruchtungen durchführen. Darüber hinaus gibt es auf Kinderwunsch spezialisierte Einrichtungen, die nur Beratung, Diagnostik und hormonelle Stimulation durchführen.

Die variierende Namensgebung sollte niemanden irritieren. In der Regel bieten Kinderwunschzentren und Co. vergleichbare Leistungen an.

Frau Dr. med. Bettina Pfüller, Oberärztin im Bereich Reproduktionsmedizin und Teamleiterin am Charité-Kinderwunschzentrum in Berlin brachte 2007 die Außenwirkung verschiedener Benennungen auf den Punkt: „Wir hießen vorher Abteilung für Reproduktionsmedizin, das klingt sehr medizinisch. Noch davor hießen wir Sterilitätssprechstunde. Das trug einen negativen Stempel, ‚wir sind steril‘, und führte auch zu Missverständnissen: Manche Patientinnen verwechselten es mit einer ‚Sterilisationssprechstunde‘. Die Bezeichnung ‚Kinderwunschzentrum‘ hebt dagegen das Positive und Zukünftige hervor.“[27]

Versuch 1.1 – Eine (beinahe) mustergültige Kinderwunschbehandlung

Gut erholt, erfüllt von phantastischen Sinneseindrücken und voller Elan beginne ich nach unserer Australienreise im September 2011 mein Leben gemäß den Vorgaben des Behandlungsplans.

Darin steht, dass ich am zweiundzwanzigsten Tag meiner Periode mit der Downregulation beginnen soll. An diesem Tag verwende ich zum ersten Mal das Nasenspray. Es ist viermal täglich anzuwenden. In möglichst gleichmäßig verteilten Abständen sprühe ich links, beim nächsten Mal rechts und so weiter jeweils einmal. Ab sofort wird meine Hirnanhangdrüse blockiert und an der Auslösung eines Eisprungs gehindert. Das wird bis zwei Tage vor der Eizellenentnahme fortgesetzt.

Ich fühle mich in keinerlei Hinsicht anders als sonst und habe am meisten damit zu kämpfen, mich rechtzeitig an die Einnahme zu erinnern und mit den Seiten nicht durcheinander zu kommen. Hosen mit Taschen bewähren sich hier, denn ich stecke das Spray nach dem Sprühen auf der Seite in die Hosentasche, die beim nächsten Sprühen dran ist.

Nach der bisher vorgeschriebenen Lagerung bei maximal acht Grad Celsius darf das Nasenspray nach Anbruch fünf Wochen lang bei Raumtemperatur aufbewahrt werden. Das macht es für den Gebrauch leicht zu transportieren und unauffällig zu verwenden.

Auch die vorangegangene Lagerung im Kühlschrank ist eigentlich eine einfache Sache – außer man will es kompliziert machen …

Getrieben von unserem Wunsch nach einem baldigen Beginn der Behandlung hatten wir uns im Sommer nämlich überlegt, dass ich bereits am Ende der Australienreise mit der Downregulation beginnen würde. Ich hatte ausgerechnet, dass aller Voraussicht nach der 22. Tag meiner zweiten Periode im Urlaub sehr passend liegen würde und wir so einen unnötigen Zeitverlust vermeiden könnten.

Wir besorgten für den Transport des Nasensprays eine Kühltasche, Kühlpads und ein Thermometer, um die Temperatur in der Kühltasche überprüfen zu können. Vor Ort hatten wir einen Kühlschrank. Es ging also darum, die Anreise (circa 30 Stunden) und gegebenenfalls die Rückreise (circa 40 Stunden) zu überbrücken. Fünf Wochen lang durfte die Kühlkette nicht unterbrochen werden.

Ich wusste nicht, wie das Sicherheitspersonal an den Flughäfen auf das Gel in den Kühlpads reagieren würde. Außerdem ließ deren Wirkung mit der Zeit nach und ab dem Umsteigen in Frankfurt musste ich auf einen Gefrierbeutel mit frischen Eiswürfeln wechseln – nicht gerade konform mit den Auflagen für die Mitnahme von Flüssigkeiten in Flugzeugen. Deshalb gab mir unser Arzt einen Brief für die Flughafenkontrollen mit.

Die Sicherheitskontrollen verliefen alle erstaunlich entspannt und auch das Erbitten von neuen Eiswürfeln an Getränkeshops und in der Bordküche des Flugzeugs brachte keine Probleme mit sich. Die Flugbegleiterinnen wirkten, als sei es absolut nichts Besonderes, dass jemand mit einer Tüte halbgeschmolzener Eiswürfel auf sie zukommt und nach neuen fragt. Wir schafften es, die ohne Zwischenfall auf maximal acht Grad gekühlte Thermotasche bis Australien zu bringen.

Freunden, bei denen wir zu Beginn ein paar Tage wohnten, murmelten wir etwas halb Verständliches von einem Heuschnupfenmedikament zu, das gekühlt werden müsse – „weiß der Geier, was hier so wächst" –, und stellten unsere wertvolle Fracht in einer blickdichten Tüte in ihren Kühlschrank.

Leider wurde mein Enthusiasmus sehr bald ausgebremst, denn ich bekam die erste meiner zwei im Urlaub zu erwartenden Perioden einige Tage früher als erwartet. Ich rechnete hin und her, um herauszufinden, wie sich das auf den Beginn der Medikamenteneinnahme auswirken würde. Sollte sich der zweite Zyklus analog nach vorne verschieben, wäre ich nicht rechtzeitig zur Verabreichung der ersten Spritze in München gewesen. Und die Spritzen lagen daheim!

Das durfte doch nicht wahr sein. Ich zählte immer zu den Frauen mit einer tendenziell langen Zyklusdauer und genau dieses Mal hatte ich einen meiner kürzesten Zyklen.

Es blieb uns nichts anderes übrig, als das Medikament weiterhin hingebungsvoll zu versorgen und es originalverschlossen wieder mit nach Deutschland zu nehmen. Abermals hatten wir während des Flugs den Kühlaufwand. Inzwischen waren wir schon so versiert, dass die Eisbeschaffung und Temperaturkontrollen sehr nebenbei liefen.

Am Ende des zweiten Urlaubszyklus nicht auf gut Glück mit der Einnahme des Nasensprays zu starten, war im Nachhinein die richtige Entscheidung. Mein Zyklus war um genau drei Tage zu kurz.

Ein weiteres, und wie ich hoffte für lange Zeit letztes Mal begann das Zählen der Tage ab Beginn meiner Periode und Ende September 2011 begann ich tatsächlich mit der Downregulation.

Zu Beginn der folgenden Monatsblutung erfrage ich telefonisch im Kinderwunschzentrum, wann ich mit den täglichen Spritzen beginnen und wann ich das erste Mal zum Ultraschall kommen soll. Die Sprechstundenhilfe teilt mir mit, dass ich meinen ersten Kontrolltermin am vierten Tag der Stimulationsphase haben werde und die dafür benötigten Hormone ab morgen injizieren soll.

Zwei verschiedene Medikamente stehen auf meinem Plan. Beide enthalten Wirkstoffe aus der Hormongruppe der Gonadotropine. Das sind Hormone, die die Eierstocktätigkeit anregen. Zum einen verwende ich Follitropin (Follikelstimulierendes Hormon FSH) und zum anderen Menotropin (hMG).

Die Spritzen soll ich mir täglich zur gleichen Uhrzeit injizieren. Da ich aus beruflichen Gründen oft spät heimkomme, habe ich mich für kurz vor Mitternacht entschieden. So kann ich sicher sein, dass ich in den nächsten zwei Wochen immer rechtzeitig zuhause bin. Das Pendeln zwischen verschiedenen Städten ist glücklicherweise vorbei. Ich habe vor einer Weile meine Stelle gewechselt und arbeite nur noch in München.

Auf unserem Küchentisch breite ich ab sofort allabendlich zur Geisterstunde ein kleines medizinisches Arsenal aus. Das Follitropin kommt als fertige Injektionslösung in einem Pen, der wie ein Insulin-Pen funktioniert. Vor jeder Verwendung versehe ich ihn mit einer extra verpackten, sehr dünnen Aufschraub-Nadel. Am Ende des Pens kann mit einer Drehung die richtige Dosis eingestellt werden. Sobald die Nadel in der Haut steckt, wird die Flüssigkeit per Knopfdruck injiziert.

Für das Menotropin stelle ich eine kleine Ampulle mit Lösungsmittel und eine Durchstechflasche mit Pulver auf den Tisch, eine Spritze mit sehr langer, dicker Kanüle sowie, extra verpackt, eine nur mittellange, dünnere Kanüle. Bisher war für mich eine „Spritze" der spitze Teil vorne an der Spritze. Heute weiß ich, dass die Nadel „Kanüle" heißt und das Plastikröhrchen mit dem Kolben die „Spritze" ist.

Mit der langen Kanüle ziehe ich das Lösungsmittel auf und spritze es in die Durchstechflasche mit dem Pulver hinein. Die klare Flüssigkeit, die dadurch entsteht, wird wieder aufgezogen und dann die Kanüle gewechselt. Sobald die Kanüle für die subkutane Injektion auf der Spritze steckt, klopfe ich die Luftbläschen auf und drücke sie aus der Spritze heraus.

Wenn beide Spritzen bereitliegen, desinfiziere ich die Haut schräg unterhalb des Nabels mit einem Alkoholtupfer und drücke sie mit der linken Hand zu einer Hautrolle zusammen. In diese muss zum Spritzen die Kanüle gestochen werden, ungefähr einen halben Zentimeter tief. Allein die Koordination, mit nur einer Hand die Spritze langsam und gleichmäßig zu betätigen, während ich mit der anderen Hand die Hautrolle halte, kostet mich die ersten Male viel Schweiß. Die Spritze flutscht nicht so geschmiert, wie ich mir das wünsche.

Das Follitropin spritze ich als Zweites, weil es dank dünnerer Nadel einfacher geht. Als Belohnung sozusagen.

Nach der Pikserei wird nochmal mit dem Alkoholtupfer desinfiziert und fertig. Fast fertig, denn ich notiere mir noch, in welche Seite schräg unterhalb des Nabels ich gestochen habe, um am nächsten Abend genau die andere Seite zu nehmen. Außerdem schreibe ich in eine Tabelle, die dem Beipackzettel beiliegt, wieviel Follitropin ich verwendet habe, und rechne aus, wieviel Rest sich noch im Pen befindet. Man sollte rechtzeitig wissen, wann ein neuer Pen gekauft werden muss.

Danach kommt der Pen in den Kühlschrank – noch so ein Medikament, das gekühlt aufbewahrt werden muss. Unsere linke Gemüseschublade ist mit der Follitropin-Schachtel und dem Zweitfläschchen vom Nasenspray schon fast voll. Ich packe alles in eine Tüte, damit niemand auf den ersten Blick sieht, was hier lagert.

Ja: Es war für mich eine riesengroße Überwindung, mich das erste Mal selbst zu stechen. Vor allem die Kanüle der Menotropinspritze, die den typischen Kanülen entspricht, die auch beim Arzt zum Einsatz kommen, hat mich abgeschreckt. Herr Dr. L. hatte mir im Sommer zwar kurz gezeigt, wie die Spritze anzusetzen ist, bis zum Herbst habe ich das aber leider vergessen. Sollte sie nun senkrecht in die Hautfalte oder leicht schräg? Ich machte es schließlich wie in der Packungsbeilage beschrieben.

Für gefühlt fünf Minuten zielte ich mit der Injektionsnadel nur auf meinen Bauch, ohne mich zum Stechen durchringen zu können. Nach dem ersten Mal wurde mir so schummrig, dass ich mich kurz auf den Boden und meine Beine hoch legen musste, weil mein Kreislauf mich verlassen wollte. Ich glaube, ich habe während des gesamten Spritzens kein einziges Mal geatmet. Mit der kurzen, sehr dünnen Nadel des Follitropin-Pens ging es im Anschluss viel leichter.

Von einer Zahnarzthelferin kenne ich einen brauchbaren Tipp: Wenn man eine Betäubungsspritze kriegt, soll man sich mit einem Fingernagel fest auf den Bereich zwischen Daumennagel und dem nächsten Daumengelenk drücken. Der Schmerz am Finger lenkt vom unangenehmeren Schmerz an der Einstichstelle ab.

Diese Methode habe ich abgewandelt – die Hände brauche ich ja – und beiße mich mit den Eckzähnen auf die Zunge, während ich mich pikse.

Am Morgen nach der dritten Spritze fahre ich zu meiner ersten Kontrolluntersuchung. Ich bin froh, dass ich in der Arbeit einen Ruf als Langschläferin habe. So fallen die morgendlichen Arztbesuche nicht auf.

Die gesamte Stimulationsphase wird an die Entwicklung meiner Follikel und meines Hormonspiegels angepasst. Die Ärzte orientieren sich bei der Medikation an meinen Blutwerten und den Bildern vom Ultraschall.

Erst nimmt mir die Sprechstundenhilfe Blut ab und anschließend werde ich von einem der Ärzte zum Ultraschall gerufen. Bedingt durch alternierende Wochenenddienste werden die Termine von Herrn Dr. L. und Frau Dr. B. betreut.

Der Ultraschall wird genauso durchgeführt wie manche Untersuchungen beim Frauenarzt. Das Gerät sieht aus wie ein Dildo, über den aus hygienischen Gründen ein Kondom gestreift wird. Darauf kommt das Sonographie-Gel und geschallt wird vaginal. So lässt sich prüfen, ob Zysten an den Eierstöcken sind, ob sich die Gebärmutterschleimhaut in der ersten Zyklushälfte zur optimalen Dicke aufbaut und natürlich wie viele Follikel heranreifen. Für jede Seite (Eierstock links, Eierstock rechts) wird die Anzahl notiert und welche Größe sie haben.

Danach erhalte ich die Dosierungsangaben für die nächsten Tage und die Information, dass ich in vier Tagen wieder kommen soll. Das geschieht vorbehaltlich der Möglichkeit, dass aufgrund meiner Hormonwerte die Dosierung geändert werden könnte. Wäre das der Fall, würde ich am Nachmittag der Blutabnahme einen Anruf erhalten.

(An manche Kinderwunschzentren ist ein Hormonlabor angeschlossen. Hier kann es sein, dass die Werte so schnell vorliegen, dass sie bereits während des Termins mit dem Arzt besprochen werden können.)

Nach der zweiten Kontrolle wird die Menge an Menotropin, die ich spritzen soll, außerplanmäßig erhöht. Zum Glück kann man zwei Portionen Pulver in einer Spritze zusammenführen, so dass sich die Anzahl der Stiche nicht ändert. Frau Dr. B. wundert sich, als ich berichte, dass der Follitropin-Pen noch einiges an Injektionslösung enthält, und gibt mir das Rezept für einen weiteren mit der halben Inhaltsmenge mit.

„Normal braucht eine Patientin diese Menge während einer Stimulationsphase ziemlich genau auf", sagt sie.

Übrigens, jedes Kinderwunschzentrum macht die Medikation anders und seit 2011 hat sich viel getan in der Pharmabranche. Eine Freundin, die 2016 in Kinderwunschbehandlung war, äußerte sich sehr erstaunt über mein Nasenspray. Ihr wurde gar keines verschrieben. Außerdem kam sie zu Beginn der Eizellenstimulation mit einer einzigen Spritze aus, die dank Depotwirkung für eine ganze Woche Hormone freisetzte. Erst danach folgten täglich zu spritzende Medikamente. Mein Neid im Nachhinein ist groß und ich habe beschlossen, diese Freundin künftig nur noch meine „Sieben-Tage-Freundin" zu nennen.

An dieser Stelle möchte ich noch einmal festhalten: Jede Behandlung hängt von der individuellen Patientin und dem behandelnden Arzt ab. An diesem Beispiel lässt sich sehr gut erkennen, wie groß die Abweichungen sein können.

Jonas hat sich vorgenommen, bei jedem Spritzen mit dabei zu sein, da er sonst schon nicht aktiv helfen kann. Er hat es seit Beginn der Stimulation bisher immer geschafft und immer mitgelitten.

Der Witz ist, dass er seinen Zivildienst in einer Krankenhausnotaufnahme gemacht und dort sogar Patienten Blut abgenommen hat. Aber er versichert mir schon ganz zu Beginn der Kinderwunschbehandlung glaubhaft, dass er mich niemals stechen und mir das Spritzen deshalb leider nicht abnehmen könne.

Er ist sehr stolz auf mich und darauf, wie ich alles meistere. Ich selber bin auch stolz. Leider gibt es sonst niemanden, von dem wir noch ein paar Komplimente bekommen könnten. Und dabei ist die Aufgabe an sich ja schon von dem Kaliber, von dem man sonst seinen Freunden erzählt und sich darüber freut, dass sie beeindruckt sind.

Doch unsere Freunde erfahren nichts. Weder von unserer Ausgangssituation noch von der komplexen Behandlung mit den häufigen Arztbesuchen, den nur mit wenig Vorlauf angesagten Terminen, dem Aufwand des Spritzens und der Vollnarkose trotz ungewisser Erfolgswahrscheinlichkeit.

Wenn jemand sich prophylaktisch den Blinddarm entfernen lässt, dann wird der Termin dafür Wochen im Voraus ausgemacht, der Patient geht am vereinbarten Tag ins Krankenhaus und nach dem Eingriff ist klar: Der Patient hat keinen Blinddarm mehr. Natürlich konnte der Patient sich ohne Ausrede den Tag in der Arbeit freinehmen und ihm sind hinterher das Mitleid und die Anteilnahme von seiner Familie, seinen Freunden und Kollegen sicher.

Als Paar in Kinderwunschbehandlung müssen wir uns hingegen von Kontrolltermin zu Kontrolltermin überraschen lassen, ob die nächste Untersuchung in drei, vier oder fünf Tagen stattfinden wird, und wenn wir Glück haben, erfahren wir bereits vier Tage vorher, wann genau die Punktion sein wird, um uns diesen ganzen Tag frei zu schaufeln.

Inwiefern man nun seine Verwandten und Bekannten informieren und einbinden möchte, ist eine sehr persönliche Entscheidung. Jonas und ich haben den Kreis der Eingeweihten sehr klein gehalten, weil uns das Thema Unfruchtbarkeit zu intim ist. Gleich nachdem wir Jonas' Diagnose bekommen hatten, haben wir unsere Eltern informiert. Zum einen ging es darum, auf Jonas' Seite nach einer möglichen Ursache in seiner Kindheit oder Jugend zu fragen. Zum anderen darum, auf meiner Seite die Ungeduld aufs erste Enkelkind zu bremsen und zu erklären, warum es noch länger dauern würde.

Einzig die Schwester von Jonas – und mit ihr auch ihren Mann – weihten wir noch ein, weil sie Medizinerin ist und uns ein paar Ratschläge geben sollte. Sie konnte uns sogar an ein Paar aus ihrem Freundeskreis vermitteln, das ein Jahr zuvor mit Hilfe von künstlicher Befruchtung ein Kind bekommen hatte und zu einem persönlichen Gespräch bereit war. Dieses Gespräch war für uns so wertvoll und aufschlussreich, dass wir nicht mehr viel in Ratgebern zu lesen brauchten, sondern lieber versuchten, so bald wie möglich einen Termin im Kinderwunschzentrum zu bekommen.

Dass wir dann eines Tages wirklich mit einer Behandlung begonnen haben, erzählten wir allerdings niemandem. Wir hatten keine Lust, unsere eigene Ungeduld und Unsicherheit durch Rückfragen aus der Familie zu steigern. Und wir hatten Angst davor, vielleicht ein Scheitern der Behandlung bekannt geben zu müssen. Mitleidsbekundungen und gute Ratschläge, die darauf gefolgt wären, wollten wir vermeiden.

Meine Sieben-Tage-Freundin hingegen hat nicht nur ihre Eltern, Schwiegereltern und Geschwister informiert. Sie hat auch ausgewählten Freunden erzählt, welche Probleme sie und ihr Mann zu meistern haben. Damit habe sie sehr gute Erfahrungen gemacht, sagte sie mir. Sie sei vor allem überrascht gewesen, wie viele Leute zumindest ein weiteres Paar mit vergleichbaren Problemen kannten. Neugierige Zwischenfragen, wie es denn so laufe, wann es so weit sei oder ob schon etwas gemacht werde, seien kaum gekommen.

Als angenehm empfand sie, dass sie sich nicht zu rechtfertigen brauchte, wenn sie mal kürzer treten wollte oder kurzfristig mit Terminen jonglieren musste. Die mit zunehmendem Alter häufiger werdende Frage nach geplanten Kindern konnte sie so aus einigen Gesprächen verbannen.

Ihre Erfahrung deckt sich mit dem Ergebnis der Studie „Bevölkerungsbefragung 2016. Kinderwunsch, Kindergesundheit und Kinderbetreuung“[28], die im Februar 2016 im Auftrag der Krankenkasse IKK classic durchgeführt worden ist. 500 Frauen und 500 Männer zwischen 20 und 50 Jahren haben darin die Frage beantwortet, ob sie eine künstliche Befruchtung in Erwägung ziehen würden, wenn ihr Kinderwunsch auf natürlichem Weg nicht realisiert werden könnte.

Nur 16 % haben geantwortet: „Nein, das kommt für mich nicht in Frage.“ Die Hälfte der Befragten (49 %) hat angegeben: „Ja, das würden wir in einem solchen Fall machen.“ 7 % der Studienteilnehmer haben zum Zeitpunkt der Befragung oder bereits davor eine Kinderwunschbehandlung durchgeführt, wohingegen 28 % von ihnen sich darüber noch keine Gedanken gemacht haben.

Das bedeutet, dass über 50 % der befragten Personen dem Thema künstliche Befruchtung aufgeschlossen gegenüberstehen, sie für sich sogar in Erwägung ziehen würden. Dieser Wert liegt deutlich höher, als ich geraten hätte.

Doch zurück zu mir und meinen Eizellen.

Am Vorabend der dritten Kontrolle mache ich eine schreckliche Entdeckung. Ich drücke beim Injizieren offenbar stärker als bisher auf den Follitropin-Pen. Nach einem leichten Widerstand macht es „klack“ und ich kann noch weiter durchdrücken. Das bedeutet, dass ich bisher nur die Basis-Menge von 37,5 Einheiten gespritzt habe. Alles, was darüber hinausgegangen wäre, hätte ich erst nach Überwindung des Widerstands freigesetzt. Seit vier Tagen hätte ich mir eigentlich erst 112, dann 150 Einheiten verabreichen sollen! Das erklärt auch, warum der erste Pen noch nicht leer ist – und ich einen weiteren für 140 Euro umsonst gekauft habe.

Es ist mir peinlich, als ich Herrn Dr. L. am nächsten Morgen davon berichte. Aber es ist nicht meine Schuld. Ich habe in der Anleitung keine Stelle gefunden, die beschreibt, dass es einmal klacken muss, während man drückt.

Da die Follikel nach Wunsch wachsen und als Ausgleich die Menotropin-Menge bereits erhöht worden war, hätte sich die Fehldosierung nicht negativ ausgewirkt, tröstet mich Herr Dr. L. Ich soll den Pen für die letzten Male nur auf 75 erhöhen und mir keine Sorgen machen.

Er legt fest, dass in vier Tagen, am Dienstag, um 7:15 Uhr unser Termin für die Follikelpunktion sein wird. Das entspricht dem 15. Tag der Stimulationsbehandlung. Mein Bauch ist mittlerweile etwas aufgebläht, was das Stechen schwieriger macht. Es ist komplizierter, eine Rolle zu bilden, wenn man die Haut nicht mehr richtig zusammenschieben kann.

Links und rechts unter dem Nabel habe ich ein paar blaue Flecken, weil manchmal beim Spritzen kleine Adern durchstochen werden. Wenn ich es gleich merke, drücke ich danach lange mit dem Tupfer auf die Stelle, um den Bluterguss zu mindern. Herr Dr. L. meint, andere Frauen sähen da noch wilder aus, es halte sich bei mir im normalen Rahmen. Na gut. Ich renne ja nicht im Bikini herum. Auffälliger sind da schon meine Armbeugen. Die werden vom Blutabnehmen zunehmend blauer.

Vor der OP gibt es noch Organisatorisches zu erledigen. Ich muss bei der Anästhesie zu einem Aufklärungsgespräch erscheinen, dort über eigene Vorerkrankungen, Allergien und so weiter informieren, den Zustand meiner Zähne kontrollieren lassen, unterschreiben, dass ich über die Risiken informiert wurde, und bestätigen, dass mich eine Person abholen wird, die mich nach der Vollnarkose 24 Stunden lang nicht alleine lässt.

Außerdem unterschreiben Jonas und ich ein Dokument, in dem die Ärzte eine Empfehlung abgeben und wir vermerken, welche Anzahl befruchteter Eizellen in die Gebärmutter zurückgegeben werden soll. Da schlägt der trockene Humor von Herrn Dr. L. durch:

„Mehr als zwei möchte ich Ihnen nicht zurückgeben. Sie sind keine Walküre.“ Soll heißen, mehr als Zwillinge sollte ich mir nicht zumuten.

Wir kreisen also die Zwei ein.

Am Sonntag spritze ich mir das letzte Mal meine vertrauten Medikamente (diesmal schon am frühen Abend) und verwende das letzte Mal das Nasenspray. Um exakt 22:30 Uhr muss ich mir ein neues Hormonpräparat spritzen. Es wird meinen Eisprung auslösen. Die Uhrzeit für die Spritze wurde ausgehend vom OP-Termin zurückgerechnet. Die Hormone steuern im Körper alles so, dass am übernächsten Tag vormittags die Follikelpunktion durchgeführt werden kann.

Zur OP werde ich nüchtern kommen, also acht Stunden vor dem Termin nichts mehr essen und trinken. Trinken wäre zwar länger erlaubt, aber ich werde das sicherheitshalber auch gleich weglassen.

Ich muss mich ständig zurückhalten, nicht wild im Internet alles zum Thema Schwangerschaft zu recherchieren. Dafür bin ich zu abergläubisch. Erst will ich warten, ob es berechtigte Hoffnung gibt. Alkohol, Koffein und rohes Fleisch werde ich auf jeden Fall nach dem Transfer weglassen. Aber ich bin sicher, dass es noch eine Unmenge von Verhaltensregeln für Schwangere gibt, die ich noch nicht kenne.

An einem Dienstag Mitte Oktober findet die Entnahme und Befruchtung der Eizellen statt – der eigentliche Tag X, den die meisten anderen Paare gar nicht genau bestimmen können.

Ich soll um Viertel nach sieben da sein und Jonas kommt für die gesamte Dauer mit. Von drei Patientinnen komme ich als erste dran.

Die Anästhesistinnen sind sehr nett und erklären alles, was sie tun. Als der Tropf angeschlossen und aufgedreht wird, bitten sie mich, an einen schönen Ort zu denken. Leicht gesagt, wenn einem gerade ein Haufen Dinge durch den Kopf geht. Ich denke ganz fest an den Finnland-Urlaub, in dem wir uns für Kinder entschieden haben. 7:52 ist die letzte Uhrzeit, an die ich mich erinnere.

Als ich vom OP-Stuhl auf das rollbare Bett gehoben werde, komme ich zu mir. Ich bedanke mich benommen und sage, dass ich gar nichts gespürt hätte. Jemand erklärt mir, dass man üblicherweise erst im Aufwachraum zu sich komme.

Ich habe alles gut weggesteckt und fühle mich prima, trotzdem traue ich mich nicht, mich viel zu bewegen. Zurück im Zimmer bin ich froh, dass Jonas sich heute den Tag komplett freigenommen hat, um mir auch in der Kinderwunschklinik Gesellschaft zu leisten, und nicht zwischendurch arbeiten geht wie der Mann meiner Bettnachbarin. Dieser war nur kurz für die Sperma-Abgabe da und dann erst wieder, als er seine Frau abholen sollte. Ich wäre enttäuscht gewesen, hätte Jonas sich so verhalten. Ich fand es gut, dass er bei jeder Spritze mit dabei saß und sich auf diese Weise beteiligte. An einem Tag wie dem der Punktion oder des Transfers gehört er genauso an meine Seite, als würden wir uns im Ehebett um die Zeugung unseres Nachwuchses kümmern.

Im Lauf des Vormittags ist Jonas an der Reihe: Er wird in besagtes, abseits gelegenes Zimmer geschickt, um seine Spermien abzugeben.

Herr Dr. L. und Frau Dr. B. berichten später, dass mir neun Eizellen entnommen werden konnten, was ein durchschnittlicher Wert sei.

Ein paar Stunden nach der OP unterschreibt Jonas, dass ich bis zum nächsten Tag um acht Uhr früh ständig in seiner Begleitung sein werde (24 Stunden nach der Vollnarkose), und wir dürfen heimgehen. Zuhause lege ich die Beine hoch. Es geht mir weiterhin gut. Mein TV-Serienkonsum steigt an diesem Nachmittag auf ein unbekanntes Hoch, denn nur so kann ich mich davon ablenken, zu sehr meinen Gedanken nachzuhängen.

Trotzdem denke ich oft an die oben erwähnte Bettnachbarin und werde mich die nächsten Jahre auch oft an sie erinnern: Martina. Sie war eindeutig lockerer als wir anderen beiden und las schon sehr bald in einer mitgebrachten Zeitschrift. Ich hatte auch ein Buch dabei. Aber ich stand der Gesamtsituation viel zu ehrfürchtig gegenüber und traute mich gar nicht es herauszuholen. Das wäre mir vorgekommen, als würde ich die Sache nicht ernst genug nehmen.

Martina war die Erste, die ein Gespräch begann. Das war während der langen Wartezeit zwischen der Punktion und der Visite durch die Ärzte, die uns mitteilten, bei wem wie viele Eizellen entnommen werden konnten.

Das war übrigens eine sehr skurrile Situation. Da lagen wir drei Frauen in einem Zimmer und die Ärzte wanderten mit den Ergebnissen von einer zur anderen.

Eigentlich ist es ein absolut sensibles Thema. Aber mitgehangen, mitgefangen – natürlich hörte jede bei den anderen mit. Zum Glück war bei uns allen eine zufriedenstellende Anzahl punktiert worden, so dass an diesem Tag niemand Anlass zu Niedergeschlagenheit hatte. Eigentlich hätte man die Verkündung der Ergebnisse genauso gut als Sportreportage machen können: „Meier: Acht, gut gemacht. Huber: Nur drei, das muss beim nächsten Mal besser werden. Gruber: Sieben, na immerhin ist eine Entwicklung seit dem Sommer zu sehen. Also Mädels, nicht nachlassen! Go, go, go!"

Ergänzend dazu möchte ich noch ein Erlebnis meiner Sieben-Tage-Freundin beisteuern: Trotz Stimulation konnte bei ihr nur eine Eizelle gewonnen werden, die sich zum Glück befruchten ließ und sich bis zum Embryotransfer gut entwickelte. Während sie nach dem Transfer für eine kurze Zeit im Ruheraum lag, erhielt dort eine andere Patientin das Ergebnis ihrer Punktion.

„Ich sag dir, ich hätte am liebsten kläglich mit einer weißen Fahne gewedelt und wäre von dannen gezogen", klagte sie mir am nächsten Tag ihr Leid. „Der Arzt hat der anderen Frau mitgeteilt, dass aus sechzehn Follikeln Eizellen entnommen wurden und dass das ein optimales Ergebnis sei. Du kannst dir denken, wie vernichtend das für mich war."

Martina sprach uns also an und fragte, den wievielten Versuch wir gerade machten. Die Dritte im Zimmer sprach nur bruchstückhaft deutsch, so dass letztlich nur wir zwei das Gespräch führten. Es stellte sich heraus, dass Martina an diesem Tag zum sechsten Mal zur Punktion da war. Nach den ersten drei ICSIs hatte ihre

Krankenkasse keine Zuzahlungen mehr genehmigt. Sie und ihr Mann zahlten nun also schon zum dritten Mal die Kosten für Behandlung und Medikamente zu hundert Prozent. Es war mittlerweile das zweite Kinderwunschzentrum, in dem sic zur Behandlung waren. Sie meinte, sollte es dieses Mal nicht klappen, dann würden sie das Thema Kinderwunsch abhaken. Das ewige Warten, Hoffen und Enttäuscht-Sein sei zu zermürbend. Es gehe auch zu sehr ins Geld. Eine Adoption wollten sie beide nicht. Sie würden dann also ihr Leben neu ausrichten.

„Aber lass dich jetzt bitte nicht von mir runterziehen", sagte sie. „Denk immer positiv!"

Danach habe ich sie nicht mehr wiedergesehen und weiß nicht, ob es im letzten Moment doch noch gut ging. Ich habe ihr sehr die Daumen gedrückt.

Am auf die Punktion folgenden Tag werde ich telefonisch über die Befruchtungsrate und den Termin für den Embryotransfer informiert: Drei der entnommenen Eizellen sind unreif gewesen. Bei den sechs reifen Eizellen hat die ICSI geklappt. Diese werden nun fünf Tage im Inkubator weiterkultiviert, bis der Transfer stattfindet.

Manchmal frage ich mich, was wohl länger dauert. Ein Kind zu kriegen oder eine Wohnung in München zu bekommen. Mit einer Freundin habe ich, ohne ihr Wissen, einen Wettbewerb laufen. Sie will zusammen mit ihrem Freund eine Wohnung in München kaufen.

Nach längerem, unverbindlichem sich Umschauen sind sie seit Sommer dieses Jahres intensiv auf der Suche. Ihre Berichte über diese aufreibende Freizeitaktivität, die sich zu einem zeitraubenden Hobby ausweitet, sind herrlich und eine schöne Ablenkung für mich. Ab und an leitet sie mir absurde Immobilienangebote kommentarlos weiter. Wenn wir uns treffen, erfahre ich witzige Details wie äußerst beschönigende Exposés, überzogene Preise und Besichtigungstermine, die als Massenveranstaltungen abgehalten werden.

Alles, was sie mir bisher erzählt hat, lässt in mir die Vermutung aufkommen, dass Jonas und ich mit Hilfe der Kinderwunschbehandlung schneller zu unserem Baby kommen könnten, als dass sie und ihr Freund fündig werden. Deshalb werde ich mit Spannung beobachten, welches Ereignis zuerst eintritt: dass ich ein kleines Wuzerl auf dem Arm halte oder dass sie einen verbindlichen Notartermin haben.

Als Jonas und ich am Sonntag zum Transfer erscheinen, erfahren wir, dass sich von den sechs befruchteten Eizellen nur zwei bis zum fünften Tag weiterentwickelt haben. Eine davon hat das Blastozystenstadium erreicht, die andere ist mit der Entwicklung ein wenig hinterher. Vor diesem Hintergrund nochmals nach unserer Entscheidung gefragt, bleiben wir dabei: Wir wollen beide Embryonen einsetzen lassen.

Langfristig wollen wir sowieso zwei Kinder. Sollte es nun im Zuge der Behandlung zu einer Zwillingsschwangerschaft kommen, dann bekommen wir unsere beiden Zwerge eben auf einmal statt nacheinander. Lieber wäre mir dennoch eine Einlingsschwangerschaft.

Schwieriger wird die Entscheidung dann allerdings beim nächsten Mal werden. Würde ich eine Zwillingsschwangerschaft riskieren wollen, wenn wir schon ein Kind hätten? Ganz zu schweigen von der Möglichkeit eineiiger Zwillinge – theoretisch könnten aus jedem zurückgegebenen Embryo Zwillinge entstehen.

Für den Transfer „darf" ich mich unten herum frei machen, wie schon so oft in den letzten Wochen. Die Prozedur unterscheidet sich nur geringfügig vom jährlichen Pap-Test auf dem gynäkologischen Stuhl beim Frauenarzt. Statt Zellen aus dem Gebärmutterhals zu entnehmen, werden diesmal welche in die Gebärmutter hineingegeben.

Um Verwechslungen auszuschließen, werden unsere Namen abgefragt („Sind Sie Frau und Herr Niem mit diesem Geburtsdatum?") und abgeglichen, ob die Embryonen diesen Namen zugeordnet sind. Den Herrn aus dem Labor können wir nur hören. Er ist im Nebenzimmer, das mittels einer Durchreiche mit unserem verbunden ist. Seine Aufgabe ist es, die Embryonen in den Katheter aufzuziehen, zu verifizieren, dass sie unter unseren Namen geführt werden, und nach der Rückgabe unter dem Mikroskop zu überprüfen, ob der gesamte Inhalt entleert wurde.

Als es soweit ist, halten Jonas und ich Händchen. Ich schätze, es tut uns beiden jeweils für den anderen leid, dass es so laufen muss und unser Kind nicht im Bett, auf dem Küchentisch oder auf einem abgelegenen Parkplatz gezeugt wird.

Ich weiß, dass Jonas Schuldgefühle hat, weil er die Ursache für die ganze Hormonbehandlung, die OP und so weiter ist. Er ist gerührt und zerknirscht, weil ich das alles durchmache, aufgeregt und guten Mutes. Ich habe mich ganz gut damit abgefunden, dass es jetzt halt so ist, und bin froh, dass es eine Möglichkeit gibt, trotzdem zum Ziel zu kommen. Der Zweck heiligt die Mittel. Und wenn es sein muss, dass wir jetzt hier im gynäkologischen Stuhl liegen, beziehungsweise daneben stehen, und einem Arzt dabei zusehen, wie er zwei klitzekleine Embryonen in mich hineinbringt, dann ist das eben so. Was am Ende dabei herauskommt, zählt. Romantische Zeit zu zweit können wir dann ja zuhause wieder haben.

Im Anschluss haben wir knapp eine Stunde lang einen kleinen Ruheraum für uns alleine. Es ist eine abstruse Situation. Wir wissen, dass es um wahnsinnig viel geht, können es aber nicht beeinflussen. Ich liege und Jonas sitzt in diesem Zimmer, das wenig ansprechend gestaltet ist. An der Wand hängt ein Poster, auf dem die verschiedenen Stadien der Zellteilung abgebildet sind. Ich fokussiere diese Bilder und versuche durch Telepathie – oder ist es Telekinese? – diesen Prozess in meinem Körper in Gang zu setzen, respektive weiterlaufen zu lassen. Wir wissen nicht so recht, was wir miteinander reden sollen.

Obwohl ich mich nach dieser Ruhepause nicht weiter zu schonen brauche, verbringe ich den Tag viel im Liegen. Zum Glück ist Wochenende. Es ist ein schöner Tag im Spätherbst und ich sitze sogar eine Weile auf der Terrasse in der Sonne. Dieser Moment da draußen hat sich mir sehr gut eingeprägt. Er hat etwas Friedliches und ich bin – wenn auch auf eine leicht hibbelige Art – zufrieden.

Nachmittags spüre ich ein leichtes Piken dort, wo ich die ganze Zeit hinhorche. Vermutlich spielt mir mein Wunschdenken einen Streich. Ich stelle mir jedenfalls vor, dass die beiden kleinen Zellklumpen sich einnisten, und hoffe, dass es ihnen gut geht.

Die kommenden zwei Wochen bis zum Schwangerschaftstest werden grausam lang sein. Und zur Abwechslung mal ganz ohne Arztbesuche. Innerhalb der letzten zwanzig Tage war ich fünf Mal im Kinderwunschzentrum. Ich frage mich, wie andere Paare das geregelt bekommen, die nicht 35 Minuten Anfahrt haben, sondern weiter draußen wohnen und eineinhalb, zwei Stunden bis zum nächsten Kinderwunschzentrum brauchen. Für die wird das zum Teilzeitjob.

Die zwei Wochen bis zum Schwangerschaftstest sind tatsächlich fürchterlich lang. Ich mache sogar etwas, das ich gar nicht machen wollte. Ich habe noch einen Schwangerschaftstest in der Schublade, der diesen Monat abläuft. Zwei Tage vor dem eigentlichen Schwangerschafts-Bluttest im Kinderwunschzentrum halte ich es nicht mehr aus und mache abends den Urintest. Nach zwanzig Minuten (bis zu dreißig Minuten ist das Ergebnis gültig) kommt ein Hauch von einem Positiv-Strich. Jonas sagt, das sei ein klares Zeichen für positiv. Seine Zuversicht kann ich nicht teilen. Vielleicht ist das nur ein Zeichen dafür, dass der alte Test nicht mehr funktioniert. Schlauer bin ich jedenfalls nicht. Ich hätte gerne einen viel deutlicheren Strich gesehen.

Dann findet der richtige Schwangerschaftstest statt. Und: Es hat geklappt!!!

Um die Mittagszeit am Tag der Blutabnahme kommt der wichtige Anruf aus dem Kinderwunschzentrum, den ich verpasse, weil ich in dem Moment am Arbeitsplatz einer Kollegin stehe. Ich gehe in einen Raum, in dem ich ungestört bin, und höre die Nachricht ab. Sie ist von 12:19 Uhr.

„Hallo, hier ist B. aus dem Kinderwunschzentrum. Frau Niem, ich habe eine sehr gute Nachricht: Sie sind schwanger. Wir würden Sie gerne nochmal zum Ultraschall und für eine Blutabnahme nächste Woche sehen. Das ist der Dienstag, jetzt muss ich gucken, Dienstag der 15. November. Herzlichen Glückwunsch und bis nächste Woche. Auf Wiederhören."

Ich höre die Nachricht drei Mal hintereinander an. Dann rufe ich Jonas an.

Das ist soooo toll. Und so gemein, dass ich es keinem sagen darf! (Naja, ich dürfte schon, aber wir halten es wie viele und wollen bis nach der 12. Schwangerschaftswoche warten.)

Die ersten Ultraschallbilder Mitte November zeigen: Es werden keine Zwillinge. Die ersten Ultraschallbilder – Wahnsinn! Es ist noch etwas surreal für uns, dass wir in ungefähr acht Monaten Eltern sein werden. Sicherlich geht das den meisten Paaren so, wenn sie das erste Mal vom Eintreten der Schwangerschaft erfahren. Es ist schön für mich, langsam in normales Fahrwasser zu kommen und mich weniger wie eine Patientin zu fühlen, sondern mehr wie eine Schwangere.

Den dunklen, bohnenförmigen Fleck der Fruchthöhle und den darin befindlichen hellen Punkt auf dem Ultraschallmonitor zu sehen, ist ein ausgesprochen beruhigendes Gefühl. Der helle Punkt ist der 1,6 Millimeter große Embryo. Die Bilder beweisen, dass es wirklich geklappt hat. Wir können sogar den Herzschlag des Embryos sehen. Dass das so früh schon möglich ist, war uns nicht bewusst. Rechnet man den Tag der Befruchtung mit, ist er 28 Tage alt. Nach der üblichen Methode ab dem Beginn der letzten Periode gerechnet, befinde ich mich am Ende der 6. Schwangerschaftswoche.

Es wird ein Sommerkind, aber es kommt nicht in den Sommerferien. Das Timing ist großartig. Wir können unsere Familien an Weihnachten über unseren Nachwuchs informieren, denn genau an den Feiertagen wird das erste Trimester vorbei sein. Ist das nicht das schönste (Weihnachts-)Geschenk aller Zeiten?

Ich habe jetzt immer eine kleine Tüte einstecken, falls mir schlecht wird. Aber bisher habe ich keine Beschwerden. Das einzige, was ich spüre, ist ein Spannungsgefühl in den Brüsten.

Nervig ist das Progesteron, das ich seit der Punktion bis zum Ablauf der 12. Schwangerschaftswoche täglich zweimal vaginal einführen muss. Das Progesteron unterstützt das Einnisten des Embryos in der Gebärmutter und die Erhaltung der Schwangerschaft. Es wird auch spontan schwanger gewordenen Frauen verschrieben, bei denen – beispielsweise nach Komplikationen in vorangegangenen Schwangerschaften – die Gefahr für einen frühen Abort besteht.

Sorry, dass ich das hier mal so deutlich schreibe, aber es ist schon lästig genug, dass Frauen während der Periode Slipeinlagen und Tampons benutzen müssen.

Dann gibt es manche Tage, an denen der Ausfluss etwas stärker wird und deshalb auch manche Einlage zum Einsatz kommt.

Aber für einen Zeitraum von über zwei Monaten täglich Slipeinlagen tragen zu müssen, weil die Kapseln sich in der Scheide zersetzen, ihren Wirkstoff freigeben und dann quasi als Ausfluss mit der Konsistenz von Handcreme wieder herauskommen, ist etwas, auf das ich dankend verzichten könnte.

Tja, scheinbar schließen sich auf Wolke Sieben Schweben und Herummeckern nicht aus. Natürlich bin ich vor allem froh, dankbar, demütig und erleichtert, dass ich schwanger bin. Da trage ich doch gerne zum Umsatz der Slipeinlagen-Industrie bei.

Zum Kinderwunschzentrum werde ich noch ein weiteres Mal für einen Ultraschall gehen, danach empfehlen sie mich wieder zurück zu meinem Gynäkologen. Ab da bin ich dann ganz normal schwanger. Mich unterscheidet dann nichts mehr von spontan schwanger gewordenen Frauen. Die eng getaktete medizinische Überwachung wird durch die regulären Vorsorgetermine ersetzt.

Onlineforen: Unterstützung oder Überforderung in turbulenten Zeiten?

Zum Glück habe ich vor und während der Kinderwunschbehandlung darauf verzichtet, breite Internetrecherchen durchzuführen. Zwangsläufig wäre ich im Rahmen einer Stichwortsuche in diversen Kinderwunsch-Foren gelandet.

Während im Wartezimmer bleiernes Schweigen herrscht, wird in den Foren geschrieben, was das Zeug hält. Wer den Kürzel-Dschungel versteht, wird hier mit Schicksalen regelrecht überschwemmt.

In vielen Fällen frage ich mich, welche Fremdsprache ich lernen müsste, um Einträge wie diesen zu verstehen: „Ich weiß leider nicht genau wann mein ES war. Ich vermu iwann zwischen ZT 22 und ZT 28 (ZT 20 fast positiver ovu und um ZT 28 körperliche Anzeichen). Hab demnach auch keine Ahnung wann NMT ist. Hatte jetzt an ZT 38 also 10 Tage nach möglichem ES eine ganz leichte hellrote sb, nur ne Stunde oder so und dann war alles wieder weg. Seit dem nix mehr. SST gestern und heute negativ."

Aber das Verstehen ist nur die eine Sache. Sobald man sich ein wenig einliest, erschließen sich die meisten Kürzel von alleine. Viele der Themen sind aber eine ganz andere Sache. Für mich als im Kinderwunschuniversum noch nicht besonders sattelfeste Person hätten viele der Fragen und Kommentare zu Verunsicherung geführt oder mir eher Mut genommen als Mut gemacht. Denn natürlich wenden sich in einem solchen Rahmen mehr Frauen mit Problemen an die Forumsgemeinde als solche, bei denen gerade alles glatt läuft. (Um sich aufzubauen empfiehlt es sich, die Erfahrungsberichte auf den Seiten der Kinderwunschzentren zu lesen. Hier wird logischerweise ganz eindimensional ein Erfolgserlebnis nach dem anderen geschildert.)

Hätte ich zum Beispiel gelesen, dass eine Frau fragt, ob die Gebärmutterschleimhaut bei anderen Patientinnen am neunten Zyklustag eines Kryozyklus auch schon mal dreischichtig und zu 11,1 Millimeter Dicke aufgebaut gewesen sei, dann hätte ich mich gewundert, weshalb ich diese Werte von mir nicht einmal weiß, und meine Ärzte in Frage gestellt. Diese haben sich meine Werte sicher notiert, aber sie mir nicht im Detail mitgeteilt. Ich hätte auch gar nicht gewusst, was ich mit dieser Information anfangen sollte.

Gefrustet hätte mich garantiert die folgende Nachfrage einer Frau an einen Mediziner. Eigentlich wollte sie nur wissen, ob sie ein bestimmtes Hormonpflaster alle zwei oder vier Tage wechseln und an welche Stelle sie es kleben solle, weil die Angaben ihres Kinderwunschzentrums von denen in der Packungsbeilage abwichen. Doch dann fährt sie fort:

„Außerdem nehme ich:
1 x 1 Femibion
1 x 1/2 Vigantolette (500 I.E.)
Soll ich hier auf 1.000 I.E. erhöhen?
2 x 5 Globuli Kalium Carbonicum
1 x 1 Prednisolon 5 mg
2 x 2 Drücker Gynokadin Dosiergel 0,6 mg/g
Ist das zusammen mit dem Pflaster OK oder zu viel?
3 x 2 Utrogest vaginal

1 x 1 Utrogest oral
3 x 2 Msp. Bryophyllum
1 x 1 Omega-3-Kapsel
1 x 1 Vitamin B-Komplex-Kapsel
Ist das OK oder zu viel des Guten, da ich ja schon Femibion 1 nehme?
1 x 400 mg Magnesium
1 x 2.500 I.E. Fragmin P (Heparin)
Was halten Sie von Q10?"

Spätestens jetzt hätte ich denken müssen, dass ich bereits vor der Geburt eine Rabenmutter bin, weil ich nur einen Bruchteil dieser Medikamente und Nahrungsergänzungsmittel eingenommen habe. Dabei kommen täglich gesunde Kinder zur Welt, deren Mütter ebenfalls auf die große Bandbreite des Pharmaangebotes verzichtet haben.

Gefährlich kann es werden, wenn man nicht mehr die Ärzte, sondern vermeintlich erfahrene Laien um Rat fragt: „Hi ihr lieben, ich bin neu hier & hab da mal ne frage … ich hab jetzt öfters auf verschiedenen Forumen gelesen das Folsäure helfen soll schneller schwanger zuwerden. Was ist eure Meinung dazu?"

Hätte diese Frau Antworten wie „Schaden wird es auf jeden Fall nicht." oder „Ich nehme das, wo mein bauchgefuehl positiv ist. Später werd ich es sehen ob es geholfen hat oder nicht." auf die leichte Schulter genommen und auf Folsäure verzichtet, dann wäre die Gesundheit ihres Kindes unter Umständen gefährdet gewesen. Zum Glück gaben vier andere Forenmitglieder den Hinweis, dass Folsäure spätestens zu Beginn einer Schwangerschaft eingenommen werden sollte.

Folsäure trägt während der Schwangerschaft zur Zellteilung und zum mütterlichen Gewebewachstum bei. Außerdem soll sie Neuralrohr-Defekte und andere Fehlbildungen bei Babys verhindern. Das Neuralrohr (daraus entwickelt sich das zentrale und periphere Nervensystem) entsteht innerhalb der Schwangerschaft so früh, dass manche Frauen zu diesem Zeitpunkt noch nicht wissen, dass sie schwanger sind. Deshalb gibt es die Empfehlung, bei bestehendem Kinderwunsch bereits vor der Empfängnis mit der Einnahme zu beginnen.

Doch die wohl größte Gefahr, die zumindest für mich von Onlineforen ausgeht, ist die viele Zeit, die ich mit dem Lesen der unzähligen Probleme verbringen würde. Bei der Lektüre für dieses Buch hüpfte ich 2016 unermüdlich von einem Thema zum nächsten. Ich litt mit den Frauen, die tagesaktuell von negativen Schwangerschaftstests berichteten, erfuhr Details über Medikamente, die ich nicht einmal selbst genommen hatte, und schüttelte den Kopf darüber, wie manche Antworten lediglich in eigenen Worten die Aussagen ihrer Vorredner wiedergaben – als wenn es einen Unterschied machen würde, ob eine oder vier Frauen schreiben, dass ihrer Meinung nach die Ernährung Einfluss auf die Qualität der Eizellen haben könnte.

Weshalb allerdings aus manchen Beiträgen überhaupt jemals Beiträge wurden, möchte ich durchaus mal hinterfragen. Eine Diskussion drehte sich beispielsweise um ein Foto, das eine Frau von ihrem Urin-Schwangerschaftstest gemacht hatte. Sie wollte nun von den anderen wissen, ob sie auch den schwachen Strich sehen könnten, der „schwanger“ bedeuten würde. Innerhalb der ersten zwei Tage beteiligten sich acht Frauen an der dadurch ausgelösten Debatte.

Andererseits gibt es viele berechtigte Fragen, die Betroffene im Rahmen eines Forums an Gleichgesinnte richten können. Ein Beispiel sind Patientinnen, die wegen eines Umzugs die Kinderwunschklinik wechseln müssen, und sich erkundigen, wer bereits mit welcher der verschiedenen Einrichtungen vor Ort gute Erfahrungen gemacht hat.

Im Anhang (→ *Von Betroffenen für Betroffene: Onlineforen, S. 217*) stelle ich mit www.wunschkinder.net und www.klein-putz.net zwei Websites mit kinderwunschspezifischen Foren vor, die moderiert werden und in denen auch Mediziner antworten.

Für Frauen, die ihr Schicksal mit niemandem außerhalb ihrer Beziehung teilen können, ist der Austausch mit Leidensgenossinnen sehr hilfreich. Neben nützlichen Tipps ist für sie das große Verständnis wichtig, das ihnen entgegengebracht wird.

Häufig habe ich die Aussage gelesen, dass eine gerade erst mit der Kinderwunschbehandlung startende Frau ihr Schicksal neben den vielen langjährigen Leidensgeschichten der anderen Teilnehmerinnen als „lachhaft“ oder als „Jammern auf hohem Niveau“ empfinde. Ich denke, dass diese Neulinge sich damit selbst Unrecht tun. Natürlich hat eine Frau mit acht Jahren unerfülltem Kinderwunsch und drei Fehlgeburten einen ganz anderen Background, wenn sie von Verzweiflung oder Wut schreibt. Aber deshalb sollte die betroffene Frau ihre eigene Situation nicht kleiner machen, als sie ist.

Niemand weiß, wie der vor ihr liegende Weg aussehen wird.

Man merkt es schon: Ein großer Freund von Onlineforen werde ich für meinen Teil vermutlich nie werden. Hätten wir damals nicht das Glück gehabt, uns vorab persönlich mit erfahrenen Menschen unterhalten zu können, hätten wir uns unsere Informationen aus anderen Quellen beschafft.

Davon gibt es eine Menge. Die Studie „Kinderlose Frauen und Männer" hat die Frage „Wie informieren Sie sich über das Thema unerfüllter Kinderwunsch bzw. über die Möglichkeiten zur Realisierung eines Kinderwunsches?" ausgewertet.

Die am häufigsten genannten Antworten waren:
„Gespräche mit Freunden und Verwandten ..... (66 %)
Frauenärztin/Frauenarzt; Gynäkologin/
Gynäkologe ....(62 %)
Andere Paare mit unerfülltem Kinderwunsch .... (53 %)
In Blogs und Foren im Internet .... (53 %)
Internetseite von Zentren für
Reproduktionsmedizin ....(51 %)
Informationsmaterial der Kranken-
versicherung ....(50 %)
Persönliche Beratung in einem Zentrum
für Reproduktionsmedizin .... (48 %)
Bücher .... (48 %)
Broschüren/Folder von Zentren für
Reproduktionsmedizin ....(48 %)"[29]

Letztlich muss jede und jeder für sich wissen, in welcher Form er am liebsten Informationen aufnimmt –

kurz und bündig (sachlich geschriebene Websites, Flyer), wissenschaftlich fundiert (Ratgeberliteratur, Broschüren und Studien wissenschaftlicher Institute), emotional packend (biografische Bücher, Text-/Videoblogs), interaktiv digital (Foren, Chats) oder im persönlichen Gespräch (mit Betroffenen, bei Kinderwunsch-Stammtischen, Beratung durch einen Fachmann). Die einen möchten lieber bis ins kleinste Detail alles wissen, die anderen fühlen sich wohler, wenn sie das große Ganze verstanden haben, sich aber davon abgesehen nicht weiter ins Thema vertiefen müssen.

Betroffene sollten sich unbedingt vorab überlegen, wie emotional aufgeladen ihre Informationsquelle sein darf, bevor sie sich für eine entscheiden. Solange ich in Kinderwunschbehandlung war, hätte ich zum Beispiel einen Kinderwunsch-Videoblog nur schwer ertragen können.

Dass es solche Blogs überhaupt gibt, weiß ich erst, seit ich an diesem Text arbeite. Weil wir selber mit unserem Problem so zurückhaltend umgegangen waren und es weiterhin so halten, war mir zugegebenermaßen die Idee, dass jemand seine Behandlung frei zugänglich mit einem Videotagebuch begleiten könnte, gar nicht gekommen. Tatsächlich gibt es sogar eine Vielzahl von Frauen, die regelmäßig Neuigkeiten über ihre Kinderwunschbehandlung berichten – das beginnt bei der Schilderung ihrer aktuellen emotionalen Verfassung, kann aber auch das Abfilmen des Spritzens oder die Wiedergabe medizinischer Auskünfte beinhalten.

Da die Bloggerinnen auch nach negativen Schwangerschaftstests oder frühen Abgängen ihre Zuschauer auf dem Laufenden halten und dabei verständlicherweise sehr emotional werden, wäre ich aus dem Mit-Weinen nicht mehr herausgekommen. Deshalb war es in meiner individuellen Situation sinnvoller, mich mit Hilfe sachlicherer Quellen schlau zu machen.

Um Einblick in emotional mitnehmende Schicksale ungewollt Kinderloser zu erhalten, musste ich mich auch gar nicht erst ins digitale Netz begeben. Ich hatte vielmehr den Eindruck, nur noch von betroffenen Menschen umgeben zu sein.

Während der Schwangerschaft stellte ich fest, dass man als Schwangere von vielen Leuten für jemanden gehalten wird, der sich plötzlich nur noch für Kinderthemen und -schicksale interessiert. Dabei unterhielt sich wenige Monate zuvor noch niemand mit mir über Kinder zeugen, Kinder gebären, Kinder großziehen und so weiter. Natürlich ist diese Einschätzung zum Teil richtig, denn ich interessierte mich nun für Themen, die mir davor völlig egal gewesen waren. Aber ich war hormonell bedingt viel angreifbarer und näher am Wasser gebaut als ich das von mir gewohnt bin. Und so trafen mich viele Schicksale direkt in die Magengrube – dort, wo es einem das Innerste zusammenzieht. Ich hasse es, dass ich so oft nicht weiß, was ich Passendes sagen kann, um meinem Gegenüber wenigstens annähernd gerecht zu werden.

Manchmal war es nur ein kurzer Kommentar, den ich nach meiner langwierigen Auseinandersetzung mit dem Kinderwunsch und der Behandlung ganz anders einordnen und das tiefgehende Leid dahinter spüren konnte.

Zum Beispiel eine Arbeitskollegin: „Ich habe mir immer viele Kinder gewünscht. Wir haben einen riesigen Esstisch zuhause. Aber leider hat es nach meinem ersten Sohn nicht wieder geklappt. Dafür hat mein Sohn dann zu Schulzeiten oft viele Freunde zu Besuch gehabt. Auf diese Weise war der Tisch dann trotzdem oft sehr belebt.“ Da ging in meinem Kopf natürlich ein Riesenfilm los mit den ganz großen Emotionen. Die Traurigkeit, die mich jedes Mal erfassen würde, wenn ich den Tisch sähe. Die lange Jahre anhaltende Hoffnung, dass es wieder klappen würde, nachdem es schon einmal funktioniert hat. Der Neid auf die anderen Mütter, deren Kinder zu Besuch kamen und die vielleicht sogar mehrere Kinder zuhause hatten. An dieser Stelle musste ich mir dann verbieten, weiter über das fremde Schicksal nachzudenken. Meine Fantasie und Empathie machten es mir sonst sehr schwer.

Vor etlichen Jahren gab mir ein Arbeitskollege den Tipp, unseren neuen Mitarbeiter nicht nach Kindern oder Familie zu fragen. Er – selbst gerade werdender Papa seines vierten Kindes – hatte dies bereits getan und erfahren, dass der neue Mitarbeiter und seine Frau nach der sechsten Fehlgeburt aufgegeben hätten und seitdem beide wieder ihre Karrieren in den Vordergrund stellen würden. Damals ahnte ich noch nichts von der sehnlichen Verzweiflung, die ein unerfüllter Kinderwunsch mit sich bringt, und konnte kaum die enorme psychische Belastung einschätzen, die eine Fehlgeburt bedeutet. Ich nahm den Tipp einfach hin und fragte wie geheißen nichts in dieser Richtung. Heute kann ich nur ansatzweise ahnen, welche Kraftprobe ihr Schicksal für diese beiden Menschen und ihre Beziehung dargestellt haben muss.

Nicht nur als Kinderwunschpatientin, sondern auch später als Mutter habe ich ganz andere Antennen für Schicksale entwickelt, die ich als Kinderlose anscheinend noch gar nicht ausgefahren hatte. Bei Familienfesten kommt bei uns zwangsläufig der Punkt, an dem unsere Eltern und Großeltern über Krankheit, Tod und Verderben sprechen. Jonas und ich schauen dann erst auf die Uhr und danach uns bedeutungsvoll an und signalisieren uns „das ging ja schnell heute" oder „hat überraschend lange gedauert". Je nachdem.

Ich konnte nie den Sinn dahinter verstehen, sich über das Leid anderer und für alle anderen Anwesenden meist völlig unbekannter Personen auszulassen. Als ich mitten in der Behandlung fürs zweite Kind steckte und einige Fehlversuche hinter mir hatte, musste ich bei solch einer Gelegenheit einmal den Raum verlassen, weil sich mir so der Hals zuschnürte.

Meine Mutter hatte gelesen und verbreitete dies nun in größerer Runde, dass eine vierköpfige Urlauberfamilie am letzten Tag den Ferienbungalow räumte und das Auto packte. Während dieser Tätigkeit hatte sich das fünfjährige Kind unbemerkt entfernt und war hinter dem Ferienbungalow im Pool ertrunken. Dort fanden es seine Eltern kurz darauf.

Vier Jahre früher hätte ich das alles schlimm und unnötig gefunden und Mitleid gehabt. Zu diesem Zeitpunkt jedoch, mit der ganzen Hormonbehandlung im Gepäck, mit einem schwer erkämpften ersten Kind und der Unwissenheit im Nacken, ob es zu einem zweiten

Kind kommen würde, war das für mich zu viel. Ich konnte mich nicht damit auseinandersetzen, dass es überhaupt die Möglichkeit gibt, ein Kind wieder zu verlieren. Man musste es doch überhaupt erst einmal bekommen!

Ein bisschen Mama, ein bisschen Papa und ganz viel Wunder

Dieses Kapitel würde es ohne Jonas gar nicht geben. Er fand, dass an dieser Stelle unbedingt ein Alles-Gut-Moment notwendig sei. Es ist, um im Bild zu bleiben, ein ungeplantes Kapitel.

Da es vielen Leserinnen und Lesern dieses Buches vermutlich noch nicht vergönnt gewesen ist, ihr eigenes kleines Bündel Glück in die Arme zu schließen, finde ich es deplatziert, zu sehr in meiner Freude über die gelungene Kinderwunschbehandlung zu schwelgen.

Ich könnte es gut verstehen, wenn Paare mit langer IVF- oder ICSI-Historie die Krise kriegen und mich hassen für den ersten Teil unserer Geschichte – denn es ist keineswegs selbstverständlich, dass der erste Versuch ein Volltreffer ist. Bei uns war es zum Glück so.

Hiermit halte ich fest: Es ist alles gut. Wir sind glücklich, zufrieden, nervös, gerührt. Wir sind ganz normale werdende Eltern, für die jedoch die erste Schwangerschaft schwieriger und teurer zu erreichen gewesen ist als zunächst erwartet.

Es folgt eine komplikationslose Schwangerschaft, die ich gesund und glücklich genießen darf, und eine sehr anstrengende, lange Spontangeburt, die ich erstaunlicherweise ohne nennenswerte Verletzungen überstehe. Abgesehen von meinem Kreuzbein, das sich während der Geburt leicht verschoben hat und erst von den heilenden Händen meiner Osteopathin wieder zurechtgerückt werden kann.

Das ist übrigens ein wichtiger Tipp für alle, die an Osteopathie glauben: Macht schon vor der Geburt einen Termin aus für hinterher. Euer Osteopath kann euch sagen, wie viele Wochen nach der Entbindung sinnvoll ist. Der Vorlauf zur Terminvereinbarung ist bei Osteopathen mindestens so lang wie seinerzeit bei den Kinderwunschzentren zur Erstberatung. Während der Schwangerschaft kann mit Osteopathie ebenfalls viel korrigiert und vorbereitet werden – sagen die Osteopathen. Ich persönlich habe gute Erfahrungen damit gemacht, aber ich weiß, dass das nicht jedermanns Sache ist.

Im Sommer 2012 werden wir sehr stolze Eltern eines großartigen Jungen: Max. Der Spruch für unsere Geburtsanzeige entspricht für uns der Wahrheit: „Ein bisschen Mama, ein bisschen Papa und ganz viel Wunder."

Ach ja, im heimlichen Wettrennen mit meiner Freundin, die eine Wohnung suchte, kommt es zu einem Unentschieden: Ihre Wunschwohnung kaufen konnte sie tatsächlich noch vor der Geburt unseres Babys. Umbau und Renovierung zogen sich allerdings dann noch ein paar Wochen hin, so dass sie und ihr Freund erst einziehen konnten, als wir schon zu dritt waren.

Dass wir ein zweites Kind wollen, haben wir von Anfang an gewusst. Jedoch müssen wir damit bis nach dem Abstillen warten. Erst danach darf mit einer neuen Hormonbehandlung begonnen werden. Außerdem finden wir einen Altersabstand von zwei Jahren gut und wollen deshalb nach der Sommerpause 2013 wieder hormonell aktiv werden. Die nötigen Formalitäten wie ein neues Beratungsgespräch im Kinderwunschzentrum und den Antrag auf Kostenübernahme bei der Krankenkasse erledigen wir im Juli 2013. Die Genehmigung kommt wieder sehr schnell zurück. Ende Juli kann ich bereits den Einstieg in die Behandlung besprechen und die Rezepte für den Herbst mitnehmen.

Leider sollten wir dieses Mal nicht so viel Glück haben wie bei der ersten Kinderwunschbehandlung.

TEIL 2

Das Leben ist kein Wunschkonzert

Quasi nahtlos geht die Geburt unseres Sohnes über in die Suche nach einem Eigenheim. Im Grunde suchen wir bereits seit 2009 halbherzig immer mal wieder nach einer Immobilie, aber mit einem Kind im Arm ist es dann doch dringlicher. Als Max vier Wochen alt ist, fahren wir das erste Mal ein Objekt von außen ansehen, einige andere folgen. Den ersten echten Besichtigungstermin gibt es ein paar Monate später.

Jonas hat unerwartet Geld geerbt und meine Eltern haben mir eine großzügige Schenkung zugesagt, falls wir ernst machen wollen und uns ein Haus kaufen sollten. Bisher habe ich mich nie als Immobilienbesitzerin gesehen – erst viel später, nach dem Erben sozusagen.

Diese neue Perspektive ist gleichermaßen aufregend und furchteinflößend. Worauf sollen wir achten? Würden wir Mängel vor dem Kauf erkennen? Wo genau wollen wir wohnen? Die Fragen nehmen kein Ende. Nur eines steht für mich fest: Ich will nicht unter die Häuslebauer gehen. Ich kenne so viele Schauergeschichten vom Hausbau, dass ich diesen Horror nie selbst durchleben möchte.

Mit zwei Kindern wird unsere Mietwohnung mittelfristig zu klein werden, die Kreditzinsen sind rekordverdächtig niedrig, also ist es ein guter Zeitpunkt, jetzt zu suchen – leider finden das viele andere auch. Um eine längere Geschichte kurz zu halten: Wir kaufen uns

Ende November 2012 ein Grundstück, um dann doch ein Haus zu bauen.

Unsere Vorstellung vom zeitlichen Ablauf sieht vor, dass wir während meiner Elternzeit mit einem Architekten die Grundrisse für unser Haus entwerfen, eine Baufirma beauftragen und nach den Sommerferien im Herbst 2013 mit dem Bau beginnen. Die Bauphase liegt dann parallel zur Kinderwunschbehandlung für unsere Nummer zwei, die ebenfalls im Herbst 2013 beginnen soll. Und vielleicht fallen ja Geburt und Fertigstellungstermin zeitlich zusammen, so dass wir als komplette Familie ins neue Heim einziehen können.

Mein letzter Arbeitsvertrag ist zeitlich befristet gewesen und inzwischen ausgelaufen. Statt mir möglichst bald eine neue Stelle zu suchen, werde ich also Bauherrin und Mutter sein. Dass Mutterschaft tagesfüllend ist, weiß ich jetzt aus eigener Erfahrung, und dass das Bauherrentum ebenfalls zeitaufwändig sein wird, haben uns viele Freunde und Bekannte schon prophezeit.

Also, alles paletti. Ein guter Plan. Ich mag gute Pläne. Ich liebe es schon immer, Listen zu schreiben und abzuhaken, ich liebe strukturiertes Arbeiten und ich liebe es, wenn ein Plan eins zu eins in die Tat umgesetzt wird.

Ab Juni 2013 kann ich bereits mit unseren Grundrissen und unserer Baubeschreibung auf mehrere Baufirmen zugehen und um Angebote bitten. Ich mache Beratungstermine in Küchenstudios aus und bin Terminkoordinatorin für Sachverständigengespräche. Mir wird nicht langweilig. Zu den entscheidenden Terminen kommt Jonas mit. Den Großteil seiner Zeit verbringt er gegenwärtig damit, abwechselnd der Versorger unserer glücklichen, kleinen Familie und der beste Papa der Welt zu sein.

Leider zeichnet sich bald ab, dass alle Baufirmen, die ich anfrage, wegen Reichtum geschlossen haben. Erst Ende Oktober 2013 halten wir zum ersten Mal ein Angebot für unser Haus in den Händen. Es wird Mitte Dezember, bis wir das erste Angebot der Firma bekommen, die am Ende den Zuschlag erhalten wird. Ende Februar 2014 findet die Vertragsunterzeichnung statt. Die Aushubarbeiten beginnen Ende April 2014. An einen Einzug im Sommer 2014 ist nicht im Entferntesten zu denken. Unser Plan ist in Verzug geraten.

Versuch 2.1 – Ein unerwartetes Hindernis

An der Hausbaufront herrscht zwar noch Flaute, dafür starte ich im Herbst 2013 frohen Mutes in den ersten ICSI-Zyklus für unser zweites Kind.

Seit dem letzten Mal sind zwei Jahre vergangen. In diesen zwei Jahren hat sich manches verändert. Diesmal wird mir ein anderes Nasenspray für die Downregulation verschrieben. Es braucht nicht gekühlt gelagert zu werden. Wieviel Aufwand uns das damals erspart hätte! Es muss nicht viermal am Tag, sondern nur zweimal im Abstand von zwölf Stunden verwendet werden.

Der Follitropin-Pen hat ein großartiges Upgrade bekommen. Nach wie vor stellt man am hinteren Ende durch Drehen die Dosis ein. Doch mittlerweile zählt die Skala während der Injektion vom eingestellten Wert runter bis auf null, sobald die gesamte Menge gespritzt wurde. Mein Dosierungsfehler wäre mir mit diesem Modell nicht unterlaufen.

Was das Spritzen anbelangt, gehe ich ganz pragmatisch ans Werk. Es wird sicher kein Hobby werden, aber ich betrachte es als ein notwendiges Übel. Dazu kommt, was ich mir seit der Geburt von Max schon in einigen Situationen vor Augen gehalten habe: Ich habe ein Kind zur Welt gebracht! Alles andere sollte im Vergleich dazu ein Spaziergang sein.

Interessanterweise funktioniert diese Art der Selbstüberlistung nicht wirklich. Beim Sport habe ich es schon unzählige Male ausprobiert. Wie oft habe ich mir nach wenigen Liegestützen oder einer geringfügig höheren Anzahl von Sit-ups vorgebetet, dass das Ziehen und Zittern in meinen Muskeln doch gar nichts sei im Vergleich zu der Geburt? Und was hat es gebracht? Na, nichts. Ein Kind gebären war damals, Sport ist heute. Im Krankenhaus hatte ich keine Wahl. Wäre es irgendwie gegangen, hätte ich auch im Kreißsaal nach der Hälfte der Zeit (wie sonst nach der Hälfte der Sit-ups) abgebrochen. Aber Aufhören war keine Option. Abgesehen davon stand ich unter Schmerzmitteln, PDA, Hormonen und weiß der Geier was noch. Ich habe alles genommen, was ich kriegen konnte.

Also, selbst das intensivste Herbeireden vergangener heroischer Momente vermag es nicht, mir das Piksen in den Bauch angenehmer werden zu lassen. Aber wenigstens geht es schnell vorüber. Die Vor- und Nachbereitung dauert länger als das eigentliche Spritzen.

Noch etwas hat sich seit 2011 geändert. Für alle Hormon- und Ultraschallkontrollen während der Stimulationsphase werden in unserem Kinderwunschzentrum nun Termine mit vorgegebener Uhrzeit zwischen acht und neun vergeben. Früher sollten die Patientinnen zwischen acht und halb neun erscheinen und kamen first come first served an die Reihe.

Dadurch entzerrt sich die Situation im Wartebereich spürbar. Wer erst um Viertel vor neun dran ist, kommt erst zu dieser Uhrzeit, statt wie früher einfach so früh wie möglich anzurücken zusammen mit allen anderen Frauen, die auch so früh wie möglich kamen. Trotzdem kommt es immer wieder zu längeren Wartezeiten.

Ach ja, unseren Herrn Dr. L. mit dem trockenen Humor gibt es nicht mehr. Er arbeitet mittlerweile in

Norddeutschland. Statt seiner arbeitet an der Seite von Frau Dr. B. nun Herr Dr. R.

Bei den Sprechstundenhilfen gibt es jedes Mal ein riesen Hallo, wenn ich gemeinsam mit Max zu den Terminen erscheine. Mein Jahr Elternzeit ist seit Kurzem vorbei. Nachdem kein Arbeitgeber auf mich wartet, haben wir keinen Krippenplatz beantragt. Und da ich vorhabe, möglichst bald wieder schwanger zu sein, und der Hausbau in näherer Zukunft beginnen soll, suche ich mir fürs Erste keine neue Stelle. Also kommt Max überall dahin mit, wo ich hingehe.

Ich könnte zwar die Großeltern als Babysitter aktivieren, aber wir wollen sie bewusst noch nicht über die neue Kinderwunschbehandlung informieren, um neugierige Nachfragen zu vermeiden. Wir sind so schon angespannt genug.

Bereits im Wartebereich zieht Max alle Aufmerksamkeit auf sich. Ein Kleinkind in der Kinderwunschpraxis! Das ist wie – man verzeihe mir den schlechten Vergleich – Drogen in einer Entzugsklinik. Bei sämtlichen Terminen, die ich im Kinderwunschzentrum hatte, habe ich außer Max nie ein Kind gesehen.

Normalerweise dient eine Vielzahl von Geburtsanzeigen an den Pinnwänden im Wartezimmer dem Zweck, den wartenden Patientinnen Mut zu machen. Auf vielen bedanken sich die frisch gebackenen Eltern handschriftlich beim Praxisteam. Auch unsere Karte hängt dort. Wir haben ausdrücklich erlaubt, dass sie aufgehängt werden darf. Sonst hätten die Mitarbeiter sie nicht öffentlich zugänglich gemacht – schließlich wäre es möglich, dass eines Tages der eigene Chef, ein enger Verwandter oder ein missgestimmter Nachbar diese Pinnwand betrachtet und hier ein sehr privates Detail über seinen Kollegen, Cousin oder Mitbewohner erfährt.

Die Fotos auf unserer Karte zeigen sogar uns als Eltern. Das war für uns kein Hinderungsgrund. Für uns waren die vielen Erfolgsnachrichten, die diese Karten verkörpern, etwas sehr Positives und Aufbauendes. Unsere soll auch diesen Effekt haben. Und sollte uns einmal ein Paar, das uns persönlich kennt, dort entdecken, dann wüsste es eben, dass wir im gleichen Boot sitzen.

Die Wirkung eines lebendigen Kindes ist natürlich um ein Vielfaches krasser als alle diese Karten zusammen. Jeder Anwesenden muss klar sein, dass dieser kleine Bub das Ergebnis künstlicher Befruchtung ist, sonst würde ich mich nicht in diesem Gebäude aufhalten. Gut, mit viel Fantasie könnte man sich andere Szenarien ausdenken, in denen ich in Kinderwunschbehandlung wäre und an meiner Seite ein natürlich gezeugtes Kind dabei hätte (Kind aus erster Ehe und zweiter Mann unfruchtbar zum Beispiel).

Zum Glück ist Max ein ausgesprochener Sonnenschein und schäkert mit jeder Person, die nur den geringsten Blickkontakt wagt. Ich denke mir dann, dass es für die anderen Frauen schön sein müsste zu sehen, worauf sie hinarbeiten. Bestimmt sind aber auch einige dabei, für die nach mehreren Fehlschlägen die Anwesenheit eines Kindes schwer zu verdauen ist und die dadurch erneut mit der Tatsache konfrontiert werden, dass alle anderen Kinder bekommen, nur sie nicht. Und das an dem Ort, der für sie die letzte Hoffnung darstellt. Ich hoffe, dass nur wenige so empfinden.

Die Sprechstundenhilfen freuen sich auf jeden Fall sichtlich, wenn ich Max hineinschiebe. Nach ein paar Terminen habe ich den Eindruck, dass er die Räume und die Damen und Herren aus dem Team wiedererkennt. Zum Glück ist er noch weit vom Sprechen entfernt. Sonst würde er sicher allen möglichen Leuten stolz erzählen, welche aufregenden Ausflüge in die Stadt seine Mama mit ihm unternimmt.

Während ich in diesen Tagen alles so mache, wie es der Behandlungsplan vorschreibt, macht leider meine Gebärmutter überhaupt nicht das, was sie soll – beziehungsweise macht sie zu viel davon. Sie baut nämlich die Gebärmutterschleimhaut zu dick auf. Je näher die Punktion rückt, desto bedenklicher findet Herr Dr. R. die Ultraschallbilder. Solange nicht abgeklärt sei, was in mir los ist, wolle er mir keine Embryonen zurückgeben, erklärt er mir. Es könne so schon genug nicht funktionieren, da sollten wenigstens die Bedingungen in der Gebärmutter optimal sein.

Er schlägt vor, die Punktion zugleich für eine Ausschabung zu nutzen und die befruchteten Eizellen alle zu kryokonservieren. Sobald mit mir wieder alles in Ordnung wäre, könne ein Kryozyklus gestartet werden. Das bedeutet, dass die bei der Punktion gewonnenen und anschließend befruchteten Eizellen im Vorkernstadium eingefroren werden und zu einem späteren Zeitpunkt zur Weiterentwicklung für den Transfer wieder aufgetaut werden.

Da es nicht wirklich eine Alternative gibt, stimme ich zu. Das Wort Ausschabung hat einen schalen Beigeschmack. Für mich ist es ganz eng mit den Begriffen Abtreibung und Fehlgeburt verknüpft. Es fällt mir schwer, mich damit in Verbindung zu sehen.

Nachdem ich nun schon ein Kind zur Welt gebracht habe, bin ich davon ausgegangen, dass künftig alles eher leichter gehen sollte. Dass meine Mama-Organe vor zwei Jahren quasi zu ihrer Bestimmung erweckt wurden und heute nur darauf warten, wieder einen Embryo in Empfang zu nehmen und so weiter. Ich bin mehr davon irritiert, dass dies nicht der Fall ist, als darüber besorgt, was ein Befund mit sich bringen könnte.

Anfang Oktober ist es soweit. Direkt im Anschluss an die Eizellenentnahme führt Herr Dr. R. die Ausschabung durch. „Kürettage des Endometriums" nennt er sie in der Ärztesprache. Der Eingriff ist ein Routineeingriff, der unter Vollnarkose durchgeführt wird. Mit einer Kürette – einer Art Metallschlinge mit scharfem Rand – wird das Endometrium (die Gebärmutterschleimhaut) abgetragen, das sich natürlicherweise erst mit der nächsten Monatsblutung ablösen und abfließen würde. Das dabei entfernte Gewebe kann später im Labor untersucht werden. In Kombination mit der Punktion ist es leider nicht möglich, zugleich eine Gebärmutterspiegelung (Hysteroskopie) vorzunehmen. Mit Hilfe eines Endoskops hätte der Arzt sonst sehen können, wie es in der Gebärmutterhöhle aussieht.

Für die nächsten zehn Tage solle ich Progesteronkapseln einführen, so Herr Dr. R. Es könne sein, dass ich in der Zeit nach dem Eingriff noch Nachblutungen habe, und häufig würde sich die nächste Periode um ein paar Wochen nach hinten verschieben. Nach einer Woche könne ich telefonisch das Ergebnis der Ausschabung erfragen.

Bereits am nächsten Tag erfahre ich, dass von den entnommenen zehn Eizellen acht reif waren. Bei vier Stück hat die Befruchtung sicher geklappt. Bei drei weiteren ist der Erfolg unklar. Diese sieben werden nun eingefroren und warten im Kinderwunschzentrum auf uns.

Glücklicherweise geht es mir körperlich gut und der Gewebebefund fällt unauffällig aus. Das beantwortet zwar nicht die Frage, was los war, aber beruhigt mich bezüglich meiner Gesundheit.

Die nächste Blutung kommt entgegen meiner Erwartung halbwegs im normalen Rhythmus. Leider zeigt der Ultraschall in der folgenden ersten Zyklushälfte, dass sich die Gebärmutterschleimhaut erneut zu dick aufbaut. Es kommt mir vor, als hätte sich die Welt auf den Kopf gestellt. Ich erhalte einen Eindruck davon, wie Jonas sich die ganze Zeit fühlen muss. Jetzt bin ich diejenige, wegen der wir nicht weiterkommen mit dem Nachwuchs.

Zwischen Windeln Wechseln, Spielplatzbesuchen und Gutenachtlieder Singen grüble ich darüber nach, wie es weitergehen und ob ich Herrn Dr. R.'s Empfehlung folgen soll. Herr Dr. R. empfiehlt eine Gebärmutterspiegelung. Wenn er mit einem Endoskop nachsehen könnte, wie es in der Gebärmutter aussieht, könnte er einige Möglichkeiten ausschließen und genauere Erkenntnisse gewinnen, was zu tun sei. Als von Haus aus neugieriger Mensch fände ich das auch interessant. Dann höre ich den Haken: Für eine Gebärmutterspiegelung bedarf es einer Vollnarkose.

Das darf doch nicht wahr sein! Ich habe vor einem Jahr eine Kugel mit über 38 Zentimetern Kopfumfang aus meiner Gebärmutter rausgepresst und jetzt soll diese, im Durchmesser ein paar Millimeter große, Kamera da nicht einfach so reinkommen können?

In etwas vornehmer gewählten Worten äußere ich meine Verwunderung beim Telefonat mit dem Arzt. Max klettert währenddessen unbeholfen zwischen Spielplatzgeräten herum. Er ahnt nichts von den Kämpfen, die in mir toben. Der Arzt erklärt, dass sich der weibliche Körper auf die Geburt neun Monate lang vorbereitet, damit eben genau solche Prozesse möglich sind. Im Normalzustand müsse eben unter Vollnarkose gearbeitet werden. Ich erbitte mir Bedenkzeit.

Der richtige Zeitpunkt für die Spiegelung liegt erst im nächsten Zyklus. Sollte alles in Ordnung sein, würde sich der Kryozyklus um einen weiteren Monat verschieben. Auch wenn es albern klingt – ich will gerne halbwegs im selbst gesteckten Zeitplan bleiben. Dass etwas ernsthaft nicht in Ordnung sein könnte, kommt mir unwahrscheinlich vor. Dafür fühle ich mich viel zu normal. Soll ich unter diesen Umständen eine Vollnarkose riskieren?

Am nächsten Tag rufe ich Herrn Dr. R. an und frage, ob es eine Möglichkeit gäbe, auf so etwas wie eine spontane Selbstheilung zu warten. Wir kommen überein, dass ich ab sofort zehn Tage lang ein künstlich hergestelltes Hormon in Tablettenform einnehme, das in der Wirkung Progesteron ähnelt und unter anderem bei Zyklusstörungen verschrieben wird. Unsere Hoffnung ist, dass sich danach alles Gewebe löst und nach der Blutung Tabula rasa für eine sich normal aufbauende Schleimhaut gemacht ist. Ich habe den Eindruck, dass Herr Dr. R. etwas im Dunkeln tappt.

Durch die Hormoneinnahme zieht sich der aktuelle Zyklus ewig in die Länge. Erst nach Absetzen der Tabletten bekomme ich am 34. Tag meine Periode. Könnte ich bereits ahnen, was für einen langen Atem ich noch brauchen werde, würden mich die paar Tage nicht stören.

Als ich am fünften Zyklustag wieder im Kinderwunschzentrum vorstellig werde, ist zufälliger- und glücklicherweise bei Jonas in der Arbeit Kindertag und Max verbringt den ganzen Tag dort. Das wäre kein Spaß geworden. Ich werde zwei Stunden lang von A nach B geschickt. Die Auflösung des sonst für die Kontrollen verwendeten Ultraschallgeräts erweist sich als nicht ausreichend. Frau Dr. B. findet zwar die Dicke der Gebärmutterschleimhaut zufriedenstellend, ist aber mit ein paar dunklen Bereichen auf dem Bild nicht einverstanden und schickt mich ein paar Zimmer weiter zu einer anderen Ärztin mit einem besseren Gerät. Jeder Zimmerwechsel ist mit weiterer Wartezeit verbunden.

Die fremde Ärztin gibt mir einen Ausdruck mit Ultraschallbildern und Text mit, den Frau Dr. B., im Gegensatz zu mir, deuten kann. Einen Teil davon kann ich verstehen: „Weiteres Vorgehen: Nach RS mit Dr. W. Hysteroskopie empfohlen, Wiedervorstellung bei Frau Dr. B. zur Besprechung weiteres Procedere“ Zu meiner Erleichterung ist Frau Dr. B. ebenfalls kein Fan einer

Gebärmutterspiegelung. Sie vermutet mittlerweile, dass meine Gebärmutter so in meinem Unterleib liegt, dass mit der Periode nicht alles Blut zügig abfließt. Ihres Erachtens befindet sich derzeit nur zu viel Restflüssigkeit in der Gebärmutter. Sie schickt mich zu noch einer anderen Ärztin, die auf dem gynäkologischen Stuhl dafür sorgt, dass das restliche Blut abfließt.

Das ist wahnsinnig erniedrigend. Ich kann schon all die anderen Prozesse in meinem Körper nicht beeinflussen, die hier ständig überwacht und gesteuert werden. Muss mir jetzt sogar noch eine Ärztin dabei helfen, mein Monatsblut abzulassen – wie in der Autowerkstatt das Öl beim Ölwechsel? Die Tatsache, dass noch ein männlicher Medizinstudent anwesend ist, der gerade heute dieser Ärztin bei der Arbeit assistieren darf, macht das alles nicht besser.

Sie macht handschriftliche Notizen auf meinen Ausdruck von vorher. Diesmal kann ich nicht nur auf Grund der Formulierungen, sondern auch wegen der krakeligen Schrift nicht viel entziffern. Ich glaube, da steht: „Komplikationslose Dilatation des CR [?] mit Einmalkath bis zum inneren MM es entleert sich etw. Blut." („Dilatation" kann ich zuhause nachlesen, das ist die Erweiterung eines Hohlorgans. Mit MM ist wohl der Muttermund gemeint. Was ist das eigentlich für ein seltsamer Reflex, der mich Ärzten gegenüber so sprachlos macht? Ich hätte doch einfach fragen können.)

Frau Dr. B. zumindest ist zufrieden. Nach einem erneuten Blick auf ihren Ultraschallmonitor beschließt sie, dass jetzt alles okay ist und ich gleich morgen mit dem Kryozyklus starten darf.

Verglichen damit, was in den letzten Wochen für ein Aufhebens um meine Gebärmutterschleimhaut gemacht wurde, findet sie künftig ausgesprochen wenig Beachtung. Sie wird nicht zu dick, das reicht den Ärzten. Eine wirkliche Erklärung für das, was war, haben sie anscheinend nicht und sie sind wohl nicht weiter daran interessiert.

Im Vergleich zur Stimulationsphase für die ICSI läuft ein Kryozyklus recht unspektakulär ab. Hauptmedikament sind Tabletten mit Estradiol (ein Östrogen). Das Estradiol unterstützt die Gebärmutterschleimhaut in ihrem Aufbau und die Einnistung des Embryos. Das Spritzen entfällt komplett und es gibt weniger Kontrolltermine vor Ort. Nach zwei Wochen kommen die bekannten Progesteronkapseln zur vaginalen Verwendung wieder dazu.

Neu hingegen ist für mich ein Hormonpflaster, das unterhalb des Nabels geklebt und alle drei Tage gewechselt wird. Auch dieses Präparat dient der optimalen Versorgung der Gebärmutterschleimhaut. Oral, vaginal, transdermal – ich merke schon: Hier werden alle Register gezogen. Sollte die Aufnahme des Wirkstoffs über einen Kanal nicht optimal laufen, werden parallel andere bedient. Über Hormonmangel kann ich nicht klagen. Immerhin habe ich nicht den Eindruck, dass ich unter einer Wesensveränderung leide.

Als Jonas und ich Anfang Dezember zum Transfer erscheinen, ist Max bei den Großeltern. Ohne ihnen den wirklichen Grund zu verraten, haben wir vorgeschlagen, er könne sie doch mal wieder besuchen. Wir haben hin- und herüberlegt, ob wir ihn einfach mitnehmen sollen. Es würde funktionieren, fühlt sich aber irgendwie falsch an. Manches wollen wir dann doch lieber als Paar und nicht als Eltern erleben.

Leider ist bis zum Transfer nur noch ein Embryo übrig geblieben. Die anderen sind in ihrer Entwicklung stehengeblieben. Das erspart uns die Entscheidung, ob ein oder zwei Embryonen zurückgegeben werden sollen. Zwillinge sind nicht unser größter Wunsch. Andererseits stehen die Chancen besser, dass zumindest ein Embryo es schafft, wenn zwei befruchtete Eizellen die Möglichkeit haben, sich einzunisten.

Als nächstes hält Herr Dr. R. eine Überraschung für uns bereit. Er fragt Jonas: „Wollen Sie das übernehmen?" Damit meint er, dass Jonas den Katheter betätigen kann, mit dem der Embryo in die Gebärmutter eingebracht wird.

Jonas bekommt fast den gleichen Gesichtsausdruck wie damals im Kreißsaal, als ihn die Hebamme gefragt hat, ob er die Nabelschnur durchschneiden wolle. Nachdem er mir fünfzehn Stunden lang Beistand geleistet hat und ich ihm die Hand zerquetscht habe, ist er eigentlich mit der Welt am Ende gewesen und hätte am liebsten nur unser Wahnsinnsbaby angestaunt. Doch er hat zugestimmt und die Nabelschnur durchtrennt. Später hat er mir gestanden, dass er lieber abgelehnt, sich das jedoch nicht getraut hätte. Er habe den Eindruck gehabt, dass die Hebamme und die Ärztin das von ihm erwartet hätten.

Als Herr Dr. R. unser Erstaunen bemerkt, erklärt er, dass man mittlerweile versuche, den Mann so viel einzubeziehen wie möglich, und dass mein Mann nichts falsch machen könne. Anscheinend wird hier der Trend aus dem Kreißsaal aufgegriffen, dass sich die Männer nicht nur als unbeteiligte Anwesende fühlen sollen.

Es ist ein schöner Gedanke, dass Jonas am Transfer beteiligt ist. Nach einem kurzen Blickwechsel mit mir stimmt Jonas zu.

Wie beim letzten Mal überprüft nebenan im Labor ein anderer Arzt, ob sich der Embryo nach dem Transfer wirklich nicht mehr im Katheter befindet. Das führt zu einer holprigen Zäsur im Gesamtprozess, weil der transferierende Arzt das Okay abwartet, bevor er in den Rückbau- und Aufräummodus verfällt. Herr Dr. R. sitzt abwartend auf seinem Rollhocker und betrachtet diskret die Regale an der Wand, ich sitze auf dem gynäkologischen Stuhl und komme mir bloßgestellt vor und Jonas steht an meiner Seite und weiß nicht so recht, wohin mit sich. Ein, zwei Minuten später kommt aus der Durchreiche die Meldung: „Der Katheter ist leer." Das Standbild ist vorbei, alles geht wieder seinen Gang.

Diese Rückversicherung hat durchaus ihre Berechtigung. Meiner Sieben-Tage-Freundin ist genau das passiert: Bei ihr räumte die Ärztin schon fleißig Geräte weg, als ihre Kollegin mit dem Mikroskop ihr nahelegte, den Transfer zu wiederholen, weil der Embryo sich noch im Schlauch des Katheters befand. Beim zweiten Mal lief es planmäßig.

Die zwei Wochen bis zum Schwangerschaftstest bleibe ich bei meinen oralen, vaginalen und transdermalen Hormonen. Das Pflaster ist durchsichtig und sehr unauffällig auf der Haut. Allerdings lösen sich innerhalb der drei Tage seine Ränder leicht ab und darunter bleiben Staub und Fusseln auf der noch klebrigen Haut haften. Das nächste Pflaster kommt an eine andere Stelle, während unter dem entfernten Pflaster ein dunkelgrauer Rahmen zurückbleibt. Im Selbstversuch finde ich heraus, dass das Viereck bei normalem Duschen nicht verschwindet. Ich muss es runterrubbeln. Danach habe ich ein noch größeres, rotes Viereck auf dem Bauch, das nach ein paar Stunden verschwindet. In den nächsten Tagen kann sich der Staub dann unter dem neuen Pflaster sammeln.

Der Tag des Schwangerschaftstests ist der Freitag vor Weihnachten. Jonas macht früher Schluss in der Arbeit und wir fahren fürs Mittagessen zu unserem Lieblingsinder. Wir hoffen, dass wir mit dem besten Chai der Stadt auf das Ergebnis anstoßen können. Beziehungsweise bestelle ich einen Mango Lassi, weil Chai schwarzer Tee ist und ich doch jetzt kein Koffein trinke.

Eine dreifache Mutter aus meinem Bekanntenkreis würde jetzt den Kopf über mich schütteln. Ihrer Meinung nach würde der Embryo so früh noch gar nicht durch die Nabelschnur versorgt und deshalb alle Ernährungsregeln für Schwangere noch nicht gelten. Da ich nun aber weiß, dass ich vielleicht schwanger bin, kann ich von Anfang an alle Verhaltensempfehlungen beachten – finde ich. Zumal der Embryo vor der Ausbildung der Nabelschnur die Nährstoffe trotzdem aus dem mütterlichen Gewebe erhält.

Die Betonwände des Restaurants verhindern jeglichen Handyempfang. Im Halbstundentakt gehe ich vor die Türe und prüfe, ob eine Mitteilung auf der

Mobilbox ist. Nach dem dritten Mal komme ich mit schlechten Nachrichten zurück. Frau Dr. B. informierte meinen Anrufbeantworter kurz darüber, dass ich bedauerlicherweise nicht schwanger sei, sie wünsche trotzdem schöne Weihnachtsfeiertage. In einem Monat könne ich für den zweiten Versuch wiederkommen.

Jonas und ich sind wie vor den Kopf gestoßen. Uns beiden war klar, dass eine Schwangerschaft nach dem ersten Versuch ein großer Glücksfall gewesen wäre. Wir haben natürlich auf dieses Glück gehofft. Dass es nun anders gekommen ist, macht uns vorübergehend sprachlos. Zu schön haben wir uns bereits ausgemalt, wie wir Weihnachten in dem Bewusstsein verbringen würden, bald zu viert zu sein.

Wohlwissend, dass wir diese Neuigkeit erst sacken lassen müssen, schweigen wir eine Weile. Ich bestelle mir sofort einen Trost-Chai. „Bei so vielen klappt es nicht beim ersten Mal“, versucht Jonas sachte einen aufmunternden Einstieg. „Warum sollte es uns besser gehen? Vor allem, weil wir dieses Glück bei Max sogar schon hatten.“

„Ja, weiß ich schon“, entgegne ich. „Aber es wäre halt so toll gewesen, grade für Weihnachten.“

Ich komme mir vor wie unter einer Käseglocke. Langsam macht sich Enttäuschung in mir breit. Natürlich habe ich versucht, mich für den Fall eines negativen Tests zu wappnen. Sobald die Vorstellung jedoch Realität wird, hilft jeder gute Vorsatz nichts. Unser Mittagessen verläuft in gedämpfter Stimmung. Immerhin können uns die Überlegungen rund um die Weihnachtsvorbereitung ein wenig ablenken. Und ich bekomme noch einen zweiten Chai.

Es ist ein seltsames Leben, das Leben mit unerfülltem Kinderwunsch. Am liebsten wäre mir, jede Zelle meines Körpers würde nur noch auf dieses eine Ziel hinarbeiten. Doch ich kann aktiv kaum etwas dazu beitragen. Meinen Tagesablauf stelle ich auf den medizinisch bedingten Rhythmus ein. Alle vier Stunden eine Tablette, parallel dazu alle fünf Stunden zwei Kapseln … auf andere Gedanken zu kommen ist zwecklos, wenn diese technischen Vorgänge ständig dazwischen grätschen. Inzwischen bin ich es oft leid, mich ständig mit Medikamenten oder meinen Fortpflanzungsorganen auseinanderzusetzen.

Während für alle Leute um uns herum das Leben weitergeht und spannende Dinge geschehen, treten wir auf der Stelle. Das betrifft den Nachwuchs, das betrifft den Hausbau. Ohne eine Anstellung fehlt mir jegliche gedankliche Anregung von außen. Anstatt die wirklich schöne Zeit zu genießen, die ich mit Max habe, während Jonas arbeitet, lässt mich meine innere Unruhe rastlos werden. Dabei geschieht gerade sehr viel in Max' Entwicklung. Er ist jetzt eineinhalb Jahre alt, macht schon einfache Puzzles, hat seine ersten Wutanfälle, interessiert sich auf dem Spielplatz oder bei Besuchen für andere Kinder und nennt mich mit spitzem Mund „Momou" und das Auto „Outou". Nach außen hin leben wir den Traum vieler Eltern, die lieber zwei als ein Jahr Elternzeit gemacht hätten und darauf aus beruflichen oder finanziellen Gründen verzichtet haben.

Jonas hilft mir dabei, auf dem Teppich zu bleiben. Ohne ihn als Stütze und ohne sein Gespür dafür, wann er für Ablenkung sorgen muss, würde ich vermutlich zu einer trübsinnigen Eigenbrötlerin verkümmern. Er erinnert mich daran, was für ein Glück wir bereits haben. Dass es bei uns eben länger dauere als bei anderen, müsse nicht heißen, dass es deshalb weniger schön sein wird.

Das sagt er und das sage ich mir selbst, doch insgeheim ärgere ich mich darüber, dass der nächste Transfer erst im Februar oder März stattfinden wird. Vor einem neuen ICSI-Zyklus muss wieder ein Beratungsgespräch stattfinden und im Kinderwunschzentrum haben sie im Januar keinen Termin mehr frei.

Langsam sollte ich meine Perspektive wieder gerade rücken. Über das Warten und das Verstreichen von Zeit habe ich mich nun zur Genüge beklagt. Seien wir mal ehrlich: Meine Zeit habe ich auch für sehr schöne, unterhaltsame Dinge verwendet. Ich habe unzählige Kinofilme gesehen, mich ganze Tage lang hinter Büchern verkrochen und an Dutzenden Spieleabenden mein Bestes gegeben. Nie habe ich mir dabei gedacht, dass ich diese Zeit doch sinnvoller mit Familienplanung verbringen sollte. Und jetzt bringen mich ein paar Monate Verzögerung zum Schwitzen?

Neulich habe ich mir mit Hilfe der Online-App www.tiii.me sogar ausgerechnet, wie viel Zeit ich mit dem Anschauen von Fernsehserien verbracht habe. Das Ergebnis kann sich sehen lassen: Bis Ende 2016 habe ich 136 Tage, 23 Stunden und 43 Minuten meines Lebens damit verbracht, TV-Serien zu sehen.

Das sind über viereinhalb Monate. Und darin sind nur die Serien erfasst, von denen ich komplette Staffeln gesehen habe.

Wer, wie viele und wie wahrscheinlich? Zahlen, Daten, Fakten

Ich musste eine Weile mit mir ringen, ob ich mich überhaupt mit Zahlen, Daten, Fakten beschäftigen will. Selbst wenn der größere Kontext interessant ist – was hilft es mir zu wissen, wie viele tausend Paare einen unerfüllten Kinderwunsch haben? Das will ich lieber gar nicht wissen. Die schnappen mir nur den Platz im Kinderwunschzentrum weg. Was hilft es mir zu wissen, bei wie viel Prozent der Paare der Mann und bei wie viel Prozent die Frau unfruchtbar ist? Bei uns ist es der Mann. Punkt. Alles andere zählt nicht. Und was hilft es mir zu wissen, wie rapide die Chancen schwanger zu werden mit zunehmendem Alter sinken? Ich will zu denen gehören, bei denen es klappt. Egal ob das mit dreißig oder zwanzig oder fünfzehn Prozent Wahrscheinlichkeit stattfindet. Soll also heißen: Als betroffenes Paar steht man für sich allein, denn die Ursache für die Fruchtbarkeitsstörung (wenn sie denn bekannt ist) und das Alter samt Lebensweise der Eltern in spe machen jeden Fall einzigartig.

Andererseits bin ich nun aber ein Mensch, der gern alles vollständig macht. Und Zahlen, Daten, Fakten gehören dazu, solange man sich umfassend über das Thema künstliche Befruchtung informieren und sich nicht nur mit einem individuellen Einzelschicksal befassen möchte. Also mache ich mich 2016 zum ersten Mal selber auf die Suche nach Statistiken und Fakten.

Wir haben zwar bei der Erstberatung eine Broschüre und ein wenig Informationsmaterial an die

Hand bekommen und sicher auch gelesen. An Details kann ich mich aber nicht mehr erinnern. Dass ich mit einer ungefähr zwanzigprozentigen Chance nach der ICSI schwanger werden würde, das ist bei mir hängengeblieben. Ich war so darauf fixiert, alles durchzuziehen und den Behandlungsplan einzuhalten, dass ich mir um das Drumherum keine Gedanken machte. Und nachdem Max so einfach entstanden war, interessierte mich das große Ganze sowieso nicht. Nur unser zweites Baby, das möglichst schnell und genauso unkompliziert zu uns stoßen sollte, das war wichtig. Dabei ist das große Ganze durchaus beeindruckend.

Wie viele sind betroffen?

Das Institut für Demoskopie Allensbach hat im Herbst 2006 für die Studie „Ungewollt kinderlos“ auf der Basis einer breit angelegten Befragung von fast 3.500 Personen hochgerechnet, dass 1,4 Millionen Deutsche zwischen 25 und 59 Jahren ungewollt kinderlos sind, obwohl sie gemeinsam mit einem Partner eine Familie gründen woll(t)en und es länger als ein Jahr vergeblich versuch(t)en[30].

1,4 Millionen! Man kann sich Pi mal Daumen vorstellen, jeder Münchner[31] vom Säugling bis zum Greis wäre unfruchtbar, dann hat man einen Eindruck davon, wie viele Menschen in Deutschland betroffen sind. Noch greifbarer finde ich die Aussage, dass jedes siebte Paar in Deutschland aus biologisch-medizinischen Gründen kinderlos bleibt[32].

Das ist enorm. Gedanklich ging ich meine befreundeten Paare durch: eins, zwei, drei, vier, fünf, sechs, unfruchtbar, eins, zwei, drei, vier, fünf, sechs, unfruchtbar, eins, zwei, drei, vier, fünf, sechs, unfruchtbar, …

Allerdings muss ich diese Zahlen noch kommentieren. Ich weiß schon, warum ich mich um dieses Thema drücken wollte. Gerade für unerfüllten Kinderwunsch sind verlässliche Daten schwer zu erhalten. Die Angabe, dass jedes siebte Paar betroffen sei, basiert nicht auf dem Ergebnis der Allensbach-Befragung, sondern wurde in die Veröffentlichung der Studie „Nach Angaben der Kölner Bundeszentrale für gesundheitliche Aufklärung“[33] (BZgA) eingearbeitet. In der dazugehörigen Fußnote wiederum wird als Quelle jedoch keine Veröffentlichung der BZgA, sondern die Ärzte Zeitung vom 1. September 2005 genannt. Ob diese eine wissenschaftliche Studie als Grundlage genutzt hat, weiß ich nicht, denn so weit zurück habe ich dann nicht mehr recherchiert. Ich hätte lieber eine aktuelle Quelle mit einer Aussage dazu, jedes wievielte Paar betroffen ist. Ich forschte direkt bei der BZgA nach und wurde fündig.

In der 2012 erschienenen Broschüre „Sehnsucht nach einem Kind“ heißt es: „Ungefähr in jeder siebten Partnerschaft sind einer der Partner oder beide von Fruchtbarkeitsstörungen betroffen.“[34] Leider gibt es hier nicht einmal den Hauch eines Hinweises darauf, auf welcher Studie diese Zahl basiert.

Immerhin finden sich vergleichbare Angaben häufiger. Frauenärzte im Netz schreiben: „In Deutschland sind etwa 15 % aller Paare von ungewollter Kinderlosigkeit betroffen – die Dunkelziffer liegt aber weitaus höher."[35] 15 % entspricht jedem siebten Paar. Das Kinderwunschzentrum Erlangen: „Jede sechste Ehe bleibt ungewollt kinderlos; das bedeutet, dass in Deutschland rund 2 Millionen Paare mit unerfülltem Kinderwunsch leben."[36] Oder Wunschkinder Berlin: „Ohne diese Hilfe [der Reproduktionsmedizin] bliebe jedes 7. Paar kinderlos, in Deutschland also mehr als 2,5 Millionen Paare."[37] Quellen werden auch hier nicht genannt.

Vielleicht schreibt jeder nur von jedem ab? Und falls ja, seit wann? Wenn bereits 2005 jedes siebte Paar unter Fruchtbarkeitsstörungen litt, müssten es nicht mittlerweile mehr sein?

Wichtig ist es, sich eines vor Augen zu halten: Viele kinderlose Erwachsene erklären sich ihre Kinderlosigkeit mit allen möglichen Gründen, lassen sie jedoch nicht medizinisch abklären. „Die Mehrheit der Frauen nimmt keine medizinische Ursachenklärung vor, bei Frauen über 30 Jahren 75 % und bei jüngeren Frauen sogar über 90 %. […] Männer mit nicht realisiertem Kinderwunsch haben eine im Vergleich zu Frauen erheblich größere Distanz und Trägheit, organische Ursachen bei sich abzuklären […] Nur 2 % der 20- bis 29-jährigen, 4 % der 30- bis 39-jährigen sowie 12 % der 40- bis 50-jährigen Männer haben sich von einem Arzt untersuchen lassen."[38] Nachdem die Mehrheit der Kinderlosen gar nicht weiß, ob er oder sie aus biologisch-medizinischen Gründen keine Kinder bekommen kann, woher wissen dann die Wissenschaftler, wie viele Paare aus eben diesen Gründen keine Kinder haben?

Ich beschließe, dass ich mit der Aussage leben kann, dass mindestens 1,4 Millionen Deutsche zwischen 25 und 59 Jahren, beziehungsweise jedes siebte Paar aus biologisch-medizinischen Gründen kinderlos bleibt.

Dass jemand mit fünfundzwanzig, geschweige denn zwanzig, feststellt, dass es mit dem Nachwuchs nicht klappt, kann ich persönlich mir gar nicht vorstellen. Aber man soll ja nicht von sich auf andere schließen. Mit fünfundzwanzig habe ich jedenfalls gerade angefangen, nach dem Studium in meiner ersten Festanstellung zu arbeiten, und hatte so gut wie alles im Sinn außer Kindern. Neben der Arbeit hatte meine Beziehung einen hohen Stellenwert, vor allem weil sie sich beruflich bedingt zu einer Fernbeziehung entwickelt hatte. Uns war wichtig, dass wir uns regelmäßig sehen konnten und gemeinsam wunderschöne Reisen unternahmen. Familie, das spürten wir, wollten wir beide. Aber wir hatten es nicht eilig damit und machten uns deshalb nicht einmal die Mühe, uns tiefergehend darüber zu unterhalten.

Beim Lesen verschiedener Untersuchungen, die sich mit den Gründen für Kinderlosigkeit befassen, finde ich mich in den am häufigsten genannten Antworten wieder. Diese sind – das Ranking variiert je nachdem, welche Studie man liest: Die Karriere ist wichtiger als Kinder zu kriegen (ich arbeitete gerne und wollte diesen Zustand noch einige Jahre fortsetzen); der richtige Partner fehlt (das traf auf mich nicht zu); das Einkommen ist nicht ausreichend (ich arbeitete defizitär und mein Mann beendete gerade erst sein Studium); man will noch Zeit für sich selbst beziehungsweise als Paar haben (mit fünfundzwanzig finde ich das völlig legitim); der Partner will noch warten (das wollten wir beide).

Aus heutiger Sicht bin ich nicht neidisch auf mein fünfundzwanzigjähriges Ich, möchte ihr nicht mit einer Zeitmaschine entgegenreisen und zurufen: „Bekommt jetzt Kinder, vielleicht geht es dann noch einfach so!" Meinen Werdegang habe ich sehr genossen, die Zeit zu zweit war wunderbar. Ich möchte nichts davon missen. Und die Gelassenheit, die ich heute im Familientrubel zumindest häufig an den Tag lege, hätte ich vor zehn Jahren vermutlich nicht gehabt. Abgesehen davon hätte ein früheres Versuchen in unserem Fall wenig Unterschied gemacht. Wir vermuten, dass Jonas auch vor zehn Jahren schon zu schlechte Spermien hatte.

Andererseits wäre vielleicht der Weg zum zweiten Kind ein kürzerer gewesen? Mir war lange nicht klar, dass die Erfolgsquote bei einer ein paar Jahre später durchgeführten ICSI so deutlich niedriger liegt als bei der vorangegangenen. Denn hier spielt ebenfalls das Alter der Frau eine Rolle.

Zurück zu den Zahlen, Daten, Fakten. Und zu einem Hinweis, der mir persönlich sehr wichtig ist: Ich bin keine Statistikerin. Die hier zusammengestellten Daten habe ich nach bestem Gewissen ausgewählt und kommentiert, um Interessierten diese Mühe zu ersparen. Sollte jemand vom Fach bei der Lektüre pikiert die Nase rümpfen, so möge er das bitte hinter vorgehaltener Hand tun und mir einen höflichen Hinweis zukommen lassen. Sollte es jemals eine weitere Auflage geben, nehme ich konstruktive Anregungen gerne auf.

Wie viele unternehmen etwas und was kommt dabei heraus?

Für das Jahr 2015 verzeichnete das Deutsche IVF-Register 57.998 Frauen, bei denen mindestens eine IVF oder ICSI durchgeführt wurde[39], 2014 waren es 52.988 Frauen[40]. Diesen Zahlen vertraue ich. Das Deutsche IVF-Register sammelt und verwertet die jährlich gemeldeten Daten von 134 Einrichtungen für Reproduktionsmedizin, womit weit über 95 % aller auf diesem Gebiet tätigen deutschen Zentren erfasst werden.[41]

Davon ausgehend, dass zu den oben genannten Frauen jeweils ein Partner dazu gehörte, befanden wir uns in guter Gesellschaft: Mehr als 105.000 Deutsche besuchten wie wir im Jahr 2014 regelmäßig ein Kinderwunschzentrum. Die Zahl der ungewollt Kinderlosen, die sich ärztlichen Rat holten, lag natürlich deutlich höher, denn Paare, die sich nach einer Beratung gegen eine Behandlung entschieden oder für die selbst mit Hilfe reproduktionsmedizinischer Maßnahmen keine Möglichkeiten bestanden, und solche, bei denen eine Insemination oder nur eine Hormonbehandlung durchgeführt wurden, sind in diesen Zahlen noch gar nicht erfasst.

2015 wurden 87.328 begonnene IVF-, ICSI- und Kryo-Behandlungszyklen dokumentiert – Zyklen, die vor der Eizellbehandlung abgebrochen wurden, nicht mitgerechnet.[42]

Unter allen 2014 in Deutschland lebendgeborenen Kindern wurden 19.030 – das entspricht über 2,5 % ihres Jahrgangs – außerhalb des weiblichen Körpers gezeugt.[43] In jeder größeren Schulklasse würde statistisch gesehen ein Kind sitzen, welches das Resultat einer künstlichen Befruchtung ist, so das Jahrbuch des Deutschen IVF-Registers.[44]

Seit der Geburt des ersten Retortenbabys 1978 in England (das erste durch künstliche Befruchtung entstandene deutsche Baby kam 1982 zur Welt; die ICSI-Behandlung gibt es seit 1992) kamen bis 2014 weltweit mehr als fünf Millionen Kinder auf die Welt, deren Existenz auf eine extrakorporale Befruchtung zurückgeht.[45] 232.307 IVF-, ICSI- und Kryotransfer-Babys wurden von 1997 bis 2014 in Deutschland lebend geboren.[46]

Wie steht es um die Erfolgsaussichten?

In den verschiedenen Quellen variieren die Angaben zur Erfolgswahrscheinlichkeit schwanger zu werden – ob es nun auf dem natürlichen Weg oder dank unterschiedlicher medizinischer Hilfestellungen gelingt. Das macht nichts. Ein allgemeiner Durchschnittswert für alle Frauen ist sowieso nicht aussagekräftig, da unter anderem das Alter der Frau und ihr individueller Gesundheitszustand eine Rolle für die Fruchtbarkeit spielen.

Das Alter ist ein nicht zu unterschätzender Faktor: Die Wahrscheinlichkeit, durch Sex mit einem gesunden Baby schwanger zu werden, liegt je nach Quelle bei Frauen mit 35 Jahren beispielsweise nur noch halb so hoch wie mit 25.[47] Das IVF-Register bezieht sich auf eine Ausgabe des Bundesgesundheitsblatts von 2013: „Die Wahrscheinlichkeit, im ersten Zyklus OHNE medizinische Unterstützung eine Schwangerschaft zu erlangen, liegt bei der 25-jährigen Frau bei durchschnittlich 23 % und bei einer 35-jährigen Frau bei 16 %."[48]

Im Kontext von künstlicher Befruchtung unterscheiden sich die veröffentlichten Erfolgsaussichten abhängig davon, welche Parameter betrachtet werden. Interessiert die Wahrscheinlichkeit, dass eine Schwangerschaft herbeigeführt wird oder dass ein lebendes Kind geboren wird? Wird dieser Wert in Relation gesetzt mit der Anzahl von begonnenen Kinderwunschbehandlungen oder der Anzahl von durchgeführten Embryotransfers? Denn es finden zwischen dem Beginn der Hormoneinnahme, der Eizellenentnahme und dem Embryotransfer wesentliche Entwicklungsschritte statt, deren Scheitern die Schwangerschaftswahrscheinlichkeit deutlich reduziert. Und selbst wenn die künstliche Befruchtung zu einer Schwangerschaft führt, wird leider nicht jeder Embryo Monate später als Baby gesund das Licht der Welt erblicken.

Der weit verbreitete Wunsch, jedem Ding seinen Namen zu geben, trägt auch hier Früchte. Es gibt die BTHR, die „Baby-Take-Home-Rate", die wie ein Orientierungswert oder eine Kennzahl betrachtet werden kann. Der Erfolg von Kinderwunschbehandlungen wird unter anderem daran gemessen, wie hoch die Quote der lebendgeborenen Babys ist. Denn nicht die Schwangerschaft, sondern das Neugeborene ist ja letztendlich das Ziel der behandelten Paare.

Im Jahr 2014 mündeten 79.945 IVF-/ICSI-/Kryo-Behandlungen mit dokumentiertem Zyklusausgang in 15.702 Lebendgeburten. Das entspricht einer Quote von 19,6 %.[49] Das heißt: Die Wahrscheinlichkeit, ein Baby lebend auf die Welt zu bringen, war 2014 über alle Altersgruppen hinweg knapp 20 %, wenn bei einer Frau eine künstliche Befruchtung durchgeführt wurde.

Im Kontrast dazu lässt sich das Jahr 2014 auch mit anderen Parametern zusammenfassen: Die Schwangerschaftsrate nach durchgeführten Embryotransfers lag bei 30,1 %[50] (2015: 29,9 %)[51]. Dies setzt jedoch die gelungene Befruchtung und Weiterkultivierung der punktierten Eizellen voraus und lässt keine Rückschlüsse auf den Ausgang der Schwangerschaft zu.

Zur Demonstration, wie wenig aussagekräftig ein Mittelwert über alle Altersgruppen hinweg ist, folgt ein beispielhafter Blick tiefer in die Daten. Ich zitiere aus der Tabelle „Schwangerschaftsraten und Schwangerschaftsverläufe in Abhängigkeit vom Alter der Frau 2010 – 2014. Prospektive Daten. ICSI 2010 – 2014".[52] Der erste Wert ist die durchschnittliche Wahrscheinlichkeit für das Eintreten einer klinischen Schwangerschaft je Embryotransfer, der zweite Wert die durchschnittliche Wahrscheinlichkeit für eine Geburt je Transfer:

Über alle Altersgruppen hinweg	30,7 %	22,0 %
Frauen mit 29 Jahren und jünger	39,1 %	30,0 %
Frauen zwischen 30 und 34	37,2 %	28,3 %
Frauen zwischen 35 und 39	29,9 %	21,0 %
Frauen mit 40	22,6 %	13,5 %

Frauen mit 41	19,2 %	10,7 %
Frauen mit 42	14,8 %	7,6 %
Frauen mit 43	11,4 %	5,1 %
Frauen mit 44	8,5 %	3,1 %
Frauen mit 45 und älter	4,3 %	1,3 %

Wie oben dargestellt, würden die Erfolgsraten geringer ausfallen, wenn die Wahrscheinlichkeit für eine Schwangerschaft oder Geburt in Relation zu den begonnenen Behandlungen gesetzt werden würden.

Wie sah denn nun speziell für mich im Jahr 2013 die Wahrscheinlichkeit aus, beim ersten Versuch für Kind Nummer zwei schwanger zu werden?

Hätte der Transfer des Embryos direkt nach der ICSI stattgefunden, wären es stattliche 36,52 % gewesen. Ein halbes Jahr später wäre ich in die nächste Altersgruppe gefallen und der Wert hätte nur noch 30,01 % betragen (nicht mehr 30–34 Jahre, sondern 35–39 Jahre)[53]. Die Realität für Kryo-Embryotransfers sah im Jahr 2013 deutlich schlechter aus: 17,78 %[54]. Aber damit hätte die Quote immer noch der natürlichen Empfängnisrate für 34-jährige Frauen entsprochen: 17 % pro Zyklus[55].

Statistiken sind etwas Tolles, denn ich kann sogar noch tiefer einsteigen. Wurde, wie in unserem Fall, in einem Kryozyklus nur ein Embryo zurückgegeben, der aus einer ICSI stammte, und dieser hatte keine ideale Qualität, dann lag die Schwangerschaftsquote für meine Altersgruppe 2013 bei nur 10,42 %[56]. Na, da muss ich mich ja nicht wundern, dass das nicht geklappt hat. Aber halt! Ich wollte doch den Zahlen, Daten, Fakten nicht so viel Bedeutung beimessen, weil ich zu den 10,42 % gehören will, bei denen es klappt. Liebe Leserinnen und Leser! Es gibt die 10,42 % und solange nicht das Gegenteil bewiesen ist, gehört ihr dazu.

30,65 % war übrigens die Wahrscheinlichkeit, mit Max schwanger zu werden – ein Embryo in idealer, einer in nicht idealer Qualität, Alter der Frau 30 bis 34, Transfer im ICSI-Zyklus und das Ganze im Jahr 2011[57]. Ich konnte nicht anders, als das noch nachzusehen.

Über dieses geballte Wissen verfügte ich jedoch 2014 noch nicht, als ich wieder zum Hormonjunkie wurde und erneut an der Nadel hing. Es hätte sowieso nichts geändert.

Versuch 2.2 – Alle werden schwanger, außer mir

Jeder Schwangerschaftsbauch, der mir über den Weg läuft, macht mir schlechte Laune. Und es gibt so viele davon! Es ist unglaublich, wie viele werdende Mütter es in München gibt. Beim Einkaufen, in der U-Bahn, in Wartezimmern. Ständig wankt eine dicke Bauchkugel um die Ecke. Die eine Gruppe von Schwangeren strahlt eine innere Zufriedenheit aus, die mich innerlich zu Muffi Schlumpf mutieren lässt („Ich hasse Schwangere!" – einige werden ihn als Griesgram Schlumpf oder Miesepeter Schlumpf kennen). Die andere Gruppe leidet zur Schau gestellt unter ihrer beschwerlichen Last.

„Ihr Undankbaren!", denke ich in solchen Fällen. „Ich würde auf der Stelle mit euch tauschen. Ischiasschmerzen, Liegeschwangerschaft, Schwangerschaftsstreifen – alles würde ich in Kauf nehmen, ohne mit der Wimper zu zucken."

Aber mein Bauch ist nicht dick. Mein Bauch ist aufgebläht. Das ist ein wesentlicher Unterschied. Seit Ende Februar spritze ich mir wieder jeden Abend zwei Hormon-Injektionen in die Bauchdecke. Nach zehn Tagen komme ich mir vor wie eine mobile Litfaßsäule.

Meine Schulfreundin Katrin ruft an. „Ann, wir wollen euch etwas sagen. Ich bin schwanger."

„Was, echt? Glückwunsch. Na, das ist ja toll. Eine schöne Überraschung. Wie weit bist du denn schon?"

Überrumpelt reihe ich eine dämliche Floskel an die andere. Wir waren doch erst vor drei Monaten auf ihrer Hochzeit. Oder ist das schon vier Monate her?

„Ende der fünfzehnten Woche“, fährt Katrin fort. „Stell dir vor, ich muss bei der Hochzeit schon schwanger gewesen sein! Ich habe nicht gedacht, dass es so schnell klappen würde.“

Da war er wieder, dieser schlimme Satz. Sobald ich diesen Satz höre, möchte ich den strahlenden soon to be moms am liebsten an die Gurgel gehen.

Mein Neid auf all die Schwangeren dieser Welt nimmt mittlerweile hässliche Züge an. Selbst Paaren aus unserem Bekanntenkreis gönne ich ihre Kinder nicht mehr so freimütig wie früher.

Vor einer Weile bin ich Bogdan, einem ehemaligen Mitschüler, begegnet. Er ist ein Hans Dampf in allen Gassen, macht zotige Witze, über die ich nicht lachen kann, und doch: Er hat vor vier Jahren seine große Liebe gefunden, geheiratet und erzählte stolz, dass seine Frau im vierten Monat schwanger sei. Inzwischen, so schätze ich die Zeit seit unserem zufälligen Ineinanderlaufen ein, dürfte Bogdan Vater sein.

Jeder außer uns, so scheint es mir, kann Kinder in die Welt setzen. Manche brauchen dazu sogar nur einmal in eine Besenkammer zu hüpfen.

Ich versuche, mich wieder mehr auf die anstehende ICSI zu konzentrieren. Es ist März 2014. Die Anästhesistin, die bei der Follikelpunktion Dienst hat, ist eine sehr hübsche, rothaarige, junge Frau. Beim Betreten des OP-Raums summt sie „La vie en rose“ vor sich hin. Als hätte sie gestern eine Verabredung gehabt und würde ihren Galan heute Abend schon wieder treffen. Ihr Auftreten entspannt die Atmosphäre enorm. Wäre ich ein Mann, würde ich sie auf der Stelle um eine Verabredung bitten.

Diese frische Brise von unbeschwerter Lebensfreude weht beinahe sichtbar durch den kahlen, deckenhoch mit Fliesen gekachelten Raum. Als sie sich mir nähert, erwarte ich einen leichten Hauch von Rosenduft. Den nehme ich allerdings nicht wahr. Nur den scharfen Geruch des obligatorischen Desinfektionsmittels. Wer weiß, vermutlich dürfen Anästhesisten während der Ausübung ihres Berufes kein Parfum verwenden.

Als die Rothaarige mich wenig später auffordert, mir etwas Schönes vorzustellen, ist es diesmal kein Urlaub, sondern Billy Blue und seine Bande, an den ich denke.

Billy Blue? Das war so: Letzten Monat habe ich eine Frau kennengelernt, die als Business Coach arbeitet. Sie hat mir von einer relativ neuen Art von Mentaltraining und einer bestimmten Übung erzählt. Diese besteht darin, sich in Meditation gedanklich eine Treppe hinunter in einen leeren Raum zu begeben. Dort angekommen, soll man sich so konkret und lebendig wie möglich ein Problem und seine Lösung vorstellen. Je farbenfroher desto besser. Man erteilt zum Beispiel einem Held den Auftrag, das Problem zu beseitigen, und visualisiert seine Handlungen. Danach geht man die Treppe wieder hinauf und beendet damit die Meditation. Das sollte man mehrere Wochen mindestens einmal täglich üben.

Mit dieser Methode hätte einer ihrer Teilnehmer sich auf eine schwere Bandscheibenoperation vorbereitet und sie komplikationslos und mit erfreulich kurzer Rehabilitationszeit überstanden.

Natürlich habe ich sofort beschlossen, diese Kraft des Geistes auch zu nutzen. Meinem Held habe ich den Namen Billy Blue gegeben und er sieht aus wie die Blauen Bohnen im Kartenspiel „Bohnanza" – also wie ein Cowboy, der stets zu einem Duell bereit ist. An seine Seite habe ich ihm eine Hundertschaft weiterer Blauer Bohnen gegeben. Billy Blue und seine Bande sind schon ein paar Mal Gewehr bei Fuß gestanden, als ich abends beim Einschlafen die Meditation versucht habe. Leider bin ich häufig eingeschlafen, bevor ich meinen kleinen Helfern die Aufgabe zu Ende erklären konnte.

Im Ruheraum habe ich, bevor ich für die Narkose geholt wurde, genug Zeit fürs Meditieren gehabt und bin zum Einschlafen zu aufgeregt gewesen. Jonas betreut Max und ist deshalb nicht schon früh morgens mitgekommen. Meine beiden Männer werden erst später zum Kinderwunschzentrum fahren, wenn Jonas den Termin zur Abgabe seiner Spermien hat. Max wird in dieser Zeit die Sprechstundenhilfen bezirzen.

Also ist mir ausreichend Zeit geblieben, Billy & Co. sehr genaue Anweisungen zu geben. Trupp A soll zu den Eierstöcken ausschwärmen und bei der Punktion unterstützen, Trupp B soll an der Stelle parat stehen, durch die die Hohlnadel stechen wird, um bei der Wundheilung zu helfen, und Trupp C soll die Gebärmutter darauf vorbereiten, innerhalb der nächsten Tage ein kuscheliges Bett für den erwarteten Neuankömmling zu bereiten.

In genau diese Einweisung will ich mich jetzt wieder vertiefen, während die Anästhesie zu wirken beginnt.

Sie wirkt so gründlich, dass ich beim Hinabsteigen der zehn Treppenstufen zu meiner Blauen Bande nur neun Stufen schaffe.

Hätte ich das Meditieren in den vergangenen Wochen ernster nehmen und häufiger durchführen müssen? Waren meine Anweisungen für Billy Blue zu schwammig? Die Ausbeute ist jedenfalls nur halb zufriedenstellend. Die achtzehn punktierten Follikel seien nur sehr klein gewesen, erfahre ich am Folgetag. Davon seien einer leer und eine Eizelle unreif gewesen. Bei zehn Eizellen sei die Befruchtung gelungen, eine sei fraglich befruchtet.

Das weitere Prozedere sieht nun vor, die fünf besseren und den einen fraglichen Embryo für einen Transfer in fünf Tagen zu kultivieren. Die anderen fünf Embryonen, die laut Meinung des Arztes keine gute Qualität haben, werden eingefroren.

Am Tag nach der Punktion treffe ich mich abends mit meinem Ex-Team zum Burger Essen. Andrea, Clara und Melanie sind drei ehemalige Kolleginnen, mit denen ich mich im Halbjahresrhythmus treffe. An diesen Abenden reden wir über alles Mögliche, aber wenig über Kinder. Nur Andrea hat eine Tochter und ist sehr kindervernarrt, so dass sie sich viel nach Max erkundigt. Die beiden anderen interessieren sich nur aus Höflichkeit für den Nachwuchs. Als Abwechslung vom heimischen Alltag genieße ich diese Treffen sehr.

Um die schlimme, schlimme Frage zu vermeiden, werde ich gleich zu Beginn klarstellen, dass ich nicht schwanger bin, sondern nur die Figur dahin ist. Dabei werde ich einen leicht scherzhaften Ton anschlagen, um zu zeigen, dass ich das auf die leichte Schulter nehme und natürlich jederzeit abnehmen könnte, sollte ich das wollen.

Wir warten auf Andrea. Vorher will ich meinen vorbereiteten Scherz nicht platzieren. Clara entdeckt Andrea durchs Fenster: „Da kommt sie ja. Ich wollte schon sagen, dass Andrea wahrscheinlich etwas später kommt, weil sie ein wenig schlecht zu Fuß ist.“

„Oje, hat sie noch was anderes als die Schulterprobleme?“, fragt Melanie.

„Das wird sie euch sicher gleich selbst sagen“, raunt Clara verheißungsvoll.

Was als nächstes passiert, ist so unglaublich, dass ich nicht weiß, ob ich sofort nach Hause flüchten oder als Muffi Schlumpf auf den Tisch springen soll. Andrea zwängt sich an unseren Tisch und fragt Clara verschwörerisch: „Hast du schon etwas gesagt?“

„Nein, ich dachte, dass du das sicher persönlich machen willst.“

„Gut.“ Andrea holt tief Luft. „Ich bin schwanger.“

Ich hasse Schwangere!

Andrea ist meine frühere Chefin und fast zehn Jahre älter als ich. Sie ist mit 43 Jahren – in Worten dreiundvierzig! – schwanger geworden.

(Ich glaube ihr die Spontanschwangerschaft, weil über die nächsten Jahre verteilt einige Kommentare von Andrea das untermauern werden. Clara hat sogar mitbekommen, wie Andrea vergangenen Herbst einen Ärztemarathon gestartet hat, weil sie körperlich unter Erschöpfungssymptomen gelitten hat und wegen eines unkontrollierbaren Zitterns in der Schulter zunehmend beunruhigt war. Da sie gerade einen neuen Job angefangen hatte und dafür eine weite Pendelstrecke in Kauf nehmen musste, hat sie an Stress gedacht. Eine Ärztin hat sie sogar sofort mit Burn Out krankschreiben wollen. Erst zwei Wochen danach ist Andrea ein Verdacht gekommen, den der Schwangerschaftstest dann bestätigt hat. Magnesium, weitere Nahrungsergänzungsmittel und Schonung haben dafür gesorgt, dass alle Burn-Out-Symptome vom Tisch waren.)

„Im Winter sind wir uns doch einmal morgens über den Weg gelaufen", erinnert mich Andrea. „Da ging ich gerade zur Fruchtwasseruntersuchung. Ich war so nervös, dass ich nicht stehenbleiben und mit dir reden wollte."

Ich nicke. Passenderweise bin ich damals mit Max im Buggy auf dem Heimweg aus dem Kinderwunschzentrum gewesen, wo ich irgendeinen der vielen Termine gehabt habe. Ich wollte auch nicht mit Andrea reden, weil mir auf die Schnelle keine unverfängliche Antwort auf die Frage eingefallen wäre, was ich in der Stadt vorgehabt habe. Also haben wir uns nur kurz angebunden und peinlich berührt gegrüßt. Ich habe mich sogar noch gefragt, was sie in München tat, wo sie doch eigentlich auswärts arbeitete. Und dass sie Max nicht eines Blickes gewürdigt hat, statt über seine Entwicklung erfreut zu sein, hätte mich stutzig machen können.

Geknickt realisiere ich, dass aus meinem Mädelsabend diesmal wohl doch ein Mädels-reden-über-Babys-Abend werden wird. Mit schalem Geschmack im

Mund witzle ich der Vollständigkeit halber noch: „Ich bin übrigens nicht schwanger, ich sehe nur so aus."

Der Embryotransfer fällt auf einen Samstag. Max darf mal wieder die Großeltern besuchen. Es sind noch zwei Embryonen übrig. Da beide keine optimale Entwicklung hingelegt und noch nicht das Blastozystenstadium erreicht haben, lassen wir mir beide zurückgeben. Der Arzt mutmaßt, dass wir schon froh sein müssten, wenn wenigstens einer sich einnistet.

Jonas möchte diesmal den Katheter nicht bedienen. Er sorgt sich insgeheim, dass sein Mitwirken beim letzten Mal zum Misserfolg beigetragen haben könnte.

Wieder werden wir nach unseren Namen und Geburtstagen gefragt, um sicherzustellen, dass die richtigen Embryonen verwendet werden. Dass dies ein wichtiger Bestandteil der Prozedur ist, zeigt der Spiegel-Bericht[58] über Kristina, die seit 2014 nach ihren biologischen Eltern sucht. Während des Studiums hat sie herausgefunden, dass sie durch künstliche Befruchtung gezeugt und beim Embryotransfer die falsche Petrischale verwendet worden war. Ein DNA-Test hatte enthüllt, dass weder die Frau, die sie geboren und die sie bis dato für ihre Mutter gehalten hatte, noch der Ehemann dieser Frau mit ihr genetische Verwandtschaftsmerkmale teilen.

Nicht nur hat diese Erkenntnis das Leben von Kristina auf den Kopf gestellt: Irgendwo lebt heute ein Paar, das damals gerne ein Kind bekommen hätte und das nichts davon weiß, dass es seit 1991 eine leibliche Tochter hat. Bis zum Erscheinen des Berichts 2016 waren die biologischen Eltern noch nicht gefunden worden. Das ist der Stoff, aus dem die alten Griechen ihre Tragödien geschneidert haben.

Wir durchleben unsere eigene Tragödie. Der Schwangerschaftstest fällt wieder negativ aus. Die niederschmetternde Mitteilung nehme ich persönlich am Telefon entgegen. Danach weine ich bittere Tränen am Küchentisch. Es gelingt mir nicht, meine Fassung zurückzugewinnen. Es ist, als wäre ich mit schweren Ketten am Boden verankert worden und müsste bis in alle Ewigkeit an dieser Stelle ausharren. Immer wieder schütteln mich Heulkrämpfe.

Max ist so verstört von meinem Gefühlsausbruch, dass er panisch zu mir rennt. Verheult drücke ich ihn fest an mich. Er ist der Hoffnungsschimmer. Seine Anwesenheit stärkt mich. Ein Erfolg ist weiterhin möglich. Wenn es beim zweiten Mal nicht geklappt hat, dann eben beim dritten Versuch. Max existiert und er wird noch ein Geschwisterchen bekommen.

Ich sage ihm, wie toll er ist, wie lieb ich ihn habe, dass es mir schon wieder besser geht, dass man eben manchmal traurig ist. Langsam beruhige ich mich. Es tut mir leid, dass er so in unsere medizinischen Probleme hineingezogen wird. An diesem Nachmittag unternehme ich mit ihm besonders schöne Dinge.

Mir wird mehr und mehr klar, dass unser Alles-Paletti-Plan nicht aufgehen wird. Wir werden diesen Sommer nicht zu viert in unser neues Haus einziehen. Mir wird außerdem klar, dass es vielleicht nicht mit drei Versuchen getan sein wird. Womöglich nicht einmal mit vier. Soll ich so mein Leben verbringen? Mich zwischen Hoffen und Bangen von Kinderwunschbehandlung zu Kinderwunschbehandlung durchhangeln, bis noch ein Jahr und noch ein Jahr vergangen ist? Da werde ich verrückt.

Der aktuelle Zustand sollte doch nur vorübergehend sein. Das zweite Jahr Elternzeit wollte ich für den Hausbau und eine erneute Schwangerschaft nutzen. Daran anschließend sollte die Elternzeit vom zweiten Kind folgen. Irgendwann muss ich mal wieder raus aus dem Wickeln, Putzen, Waschen, Auf-den-Spielplatz-Gehen und den PEKiP-Treffen.

Ich bin früher regelmäßig ins Theater und noch öfter ins Kino gegangen. Ich habe mich für ein breites Themenspektrum interessiert und gerne über unzählige Dinge diskutiert. Jetzt bin ich zu einem Wesen in der Warteschleife geworden. Es gibt fast nur noch Kinderthemen in meinem Leben, ob es nun ums vorhandene Kind geht oder um das noch zu bekommende.

Es soll kein falscher Eindruck entstehen: Ich liebe Max bedingungslos und er ist neben Jonas das Beste, was mir passiert ist. Aber die Fixierung auf nur eine Sache unterdrückt so viele Wesensmerkmale von mir, dass ich mich nicht mehr als mich selbst fühle.

Als Jonas nach Hause kommt, überrumple ich ihn mit einem Entschluss, den ich im Lauf des Nachmittags gefasst habe. Ich will wieder arbeiten.

Zu meiner Erleichterung versteht Jonas meinen Standpunkt und will mich unterstützen. An diesem Abend sitzen wir noch lange auf dem Sofa und überlegen, wie alles unter einen Hut zu bringen sein könnte.

Ein Kind mit ärztlicher Unterstützung zu zeugen, bedeutet neben der psychischen und physischen Belastung einen großen Zeitaufwand und Flexibilität. Die Tage für Punktion und Transfer kann sich keine Patientin frei aussuchen.

Sie sei „hauptberuflich unfruchtbar!“[59], hat eine Bloggerin geschrieben und trifft damit den Nagel auf den Kopf.

Was ich auf den Websites mancher Kinderwunschzentren zum Thema „Zeitbedarf für Ihre Behandlung“ lese, lässt mich schmunzeln. Das ganze Kinderwunsch-Tamtam klingt beinahe kurzweilig und so, als könne man nebenbei noch Freundschaften mit Gleichgesinnten schließen.

„Vor Behandlungsbeginn gibt es zwei bis drei vorbereitende Gespräche in entspannter Atmosphäre meist nachmittags oder abends. Zusätzlich empfehlen wir die Teilnahme an unserem Informationsabend.“

„Die Untersuchungen vor einer Kinderwunschbehandlung sind meistens innerhalb von zwei bis vier Wochen abgeschlossen. Die folgende Behandlung wird an Ihrem natürlichen Zyklus ausgerichtet und erfordert vom Beginn bis zum Schwangerschaftstest 4–5 Termine. In der Regel wird eine Behandlung innerhalb eines Monats durchgeführt.“

„Ultraschall- und Blutentnahme während einer Behandlung können morgens sowie abends stattfinden. Für Hormonmessungen bevorzugen wir die Messung am Vormittag, dann können wir die Ergebnisse am gleichen Tag auswerten und können zeitnah reagieren.“

Für mein Verständnis heißt das nichts anderes, als dass mindestens zwei Monate ins Land gehen, bis alles einmal durch ist, dass man in dieser Zeit ungefähr neun Arzttermine wahrnehmen muss und dass die Kontrollen letztendlich doch am Vormittag sein werden, weshalb man später als erhofft in die Arbeit kommt. Von anschließenden Zweit- und Drittversuchen ist hier noch nicht einmal die Rede.

In den folgenden Wochen arbeite ich darauf hin, meinen Entschluss in die Tat umzusetzen. Als ich kurz frohlocke, weil mir eine Fünfundzwanzig-Stunden-Stelle angeboten wird, realisiere ich, wie wahnwitzig das wäre.

Vor meinem geistigen Auge sehe ich meinen zukünftigen Alltag: Max ist täglich sieben Stunden lang fremdbetreut – länger will ich ihn nicht weggeben. Das macht 35 Stunden pro Woche. Davon entfallen 30 Stunden auf das Arbeiten im Büro inklusive Hin- und Rückfahrten. In den verbleibenden fünf Stunden kann ich mit den (wer weiß, wie viele es noch werden) Arztterminen und mit den zunehmend häufiger stattfindenden Baubesprechungen jonglieren.

Unsere Bauvorbereitung ist mittlerweile weit gediehen. Ende April wird mit dem Kelleraushub begonnen. Allein die Fahrzeit raus in unseren künftigen Vorort beträgt fünfundzwanzig Minuten. Zudem haben Handwerker die sie alle vereinende Eigenschaft, ihre Termine kurzfristig und meist ohne Möglichkeit zur Verschiebung anzusagen.

Meinem künftigen Arbeitgeber würde ich also mindestens einmal in der Woche bedauernd mitteilen, dass ich am nächsten Tag erst später anfangen kann, zwischendrin mal weg muss oder – es könnte ja der Punktionstermin sein – gar nicht kommen kann. So werde ich kaum zur Mitarbeiterin des Monats gekürt.

Nebenbei bleibe ich natürlich ganz entspannt, balanciere mein inneres Gleichgewicht, nutze die Kraft meiner Chi-Energie und öffne meine Chakren sperrangelweit, damit der nächste Embryo in einer stressbefreiten Umgebung Fuß fassen kann.

Wie andere ihren Kinderwunsch mit dem Berufsalltag und einem ersten Kind unter einen Hut bringen, weiß ich nicht. Kombiniert mit dem Hausbau sehe ich mich inzwischen außerstande, fünfundzwanzig Wochenstunden zu arbeiten.

Der Mittelweg, der es am Ende wird, ist für unsere Situation genau der richtige. Ich arbeite teils im Büro teils von zuhause aus freiberuflich für zwei Auftraggeber. Den Schwerpunkt bildet das Verfassen von Texten für eine Onlineredaktion und kann zeitlich variabel ausgeführt werden. Je nach Bedarf fallen zwischen vier und sechzehn Wochenstunden an, die ich sehr gut rund um meine anderen Termine legen kann. Max wird an vier Tagen in der Woche zwischen neun und fünfzehn Uhr von einer Tagesmutter betreut, bei der er sich sehr wohl fühlt und das Spielen mit Gleichaltrigen genießt. Und einmal in der Woche gehe ich abends wieder zu den Proben des Chors, in dem ich bis zu Max' Geburt mitgesungen habe.

Es ist ein Genuss, endlich mal wieder vier Stunden ohne Unterbrechung am Computer zu sitzen und nicht mehr im eigenen Saft zu kochen. Die Frau, die sich in der Werbung ihres sehr erfolgreichen, kleinen Familienunternehmens rühmt, werde ich wohl nie sein.

Hauptberuf Mutter ist für eine Weile sehr schön, darf später aber gerne um weitere Aufgaben ergänzt werden.

So hat der unerfüllte Kinderwunsch nun also auch noch über mein Berufsleben entschieden. Wie ein langarmiger Krake erfasst er alle möglichen Lebensbereiche. Solange ich denke, im nächsten Zyklus ist es so weit, kaufe ich mir zum Beispiel keine neuen Klamotten. Das macht erst Sinn, wenn ich weiß, wie es nach dem zweiten Kind um meine Figur steht. Leider passen mir von den alten Kleidungsstücken erschreckend viele nicht mehr. Genauso wenig starte ich eine radikale Diät, denn das ist schlecht in Vorbereitung auf eine Schwangerschaft.

Dazu kommt, dass ich alle paar Wochen (nach dem Transfer) meine Ernährung umstelle und Alkohol, Koffein, Rohmilchprodukte, rohen Schinken, Sushi etc. aus meinem Speiseplan streiche.

Jäh werde ich auf den Boden der Tatsachen zurückgeholt, als Jonas mir die Selbstmitleidsbrille abnimmt und erzählt, dass seine Mutter eben angerufen hat. Sie hat in der Zeitung die Todesanzeige von Bogdan gesehen.

Auf seiner Beerdigung erfahren wir mehr. Bogdan hat eine Lebensversicherung abschließen wollen, nachdem er von der Schwangerschaft seiner Frau erfahren hatte. Dafür hat er sich medizinisch durchchecken lassen und im Rahmen dieser Untersuchungen ist bei ihm ein aggressiver Krebs entdeckt worden. Aufgrund dieser Diagnose hat er keine Lebensversicherung mehr abschließen können. Als er gestorben ist, war sein Sohn erst wenige Wochen alt.

Ich bin zutiefst beschämt. Während ich ihm das vermeintliche Vaterglück nicht gegönnt habe, muss er bereits von seiner Krankheit gewusst haben.

Im Vergleich zu vielen anderen geht es uns schon verdammt gut.

Die Kostenseite: Unsere Kinderwunschbehandlungen als individuelles Rechenbeispiel

Was kostet es, schwanger zu werden? Das kommt drauf an: Für die einen nichts, für uns mehrere Tausend Euro. Oder anders gesagt: Hätte ich nicht zehn Jahre lang die Pille genommen, obwohl ich sie zu Verhütungszwecken gar nicht gebraucht habe, dann hätte ich mit dem gesparten Geld fast zwei Drittel unserer ersten ICSI-Behandlung finanzieren können. Das ist natürlich überspitzt formuliert, denn wie gesagt, hätten wir trotz Kenntnis von Jonas' Spermiogramm nicht auf Empfängnisverhütung verzichtet.

Manchmal stelle ich mir vor, dass es eines Tages salonfähig sein wird, öffentlich über künstliche Befruchtung zu sprechen, und wir auf Partys mit anderen Gästen ins Gespräch kommen. Wenn nach und nach jeder die Karten auf den Tisch legt – wohnhaft im Bonzenviertel, Zweitwagen von Tesla, Yacht auf den Malediven – könnten wir ebenso damit punkten, wo unser Geld hingeflossen ist. „Unsere Kinder", werden wir dann sagen, „unsere Kinder haben uns bereits vor der Geburt über 10.000 Euro gekostet."

Ja, es ist tatsächlich so. Zehntausendsechshundert Euro haben wir für alles rund um die Kinderwunschbehandlungen hingeblättert. Da sind keine Fahrtkosten eingerechnet und keine Nahrungsergänzungsmittel, die heutzutage quasi jede Schwangere nimmt, sobald der Test positiv ausfällt. Nicht mal die Folsäure, die ich lange abonniert habe. Die ist mit 6 Euro für drei Monate ein Schnäppchen.

Von der Krankenkasse kamen sogar noch 750 Euro Zuschuss, die wir nachträglich beantragen konnten. Sonst wären wir bei 11.350 Euro gelandet. Es sind Zehntausendsechshundert Euro, die nicht angefallen wären, hätten die Spermien meines Mannes das getan, wozu die Natur sie eigentlich vorgesehen hat.

Da heißt es immer, die Deutschen sollen jünger Eltern werden. (Wenn der Kinderwunsch wegen des fortgeschrittenen Alters der Frau unerfüllt bleibt, dann wäre das sogar zielführend. Zu wenige Spermien bleiben allerdings leider zu wenige Spermien.) Wir hätten uns jedenfalls mit Mitte zwanzig unsere Kinder noch gar nicht „kaufen" können. Da arbeitete ich dank Fernbeziehung und Zweitwohnung defizitär, weil ich ungefähr 100 Euro im Monat mehr Geld verbrauchte als ich netto verdiente. Wie hätte das gehen sollen?

Wir hätten unsere Eltern fragen können. „Mama, Papa, könnt ihr uns Geld leihen? Wir wollen eine künstliche Befruchtung durchführen lassen." Hm. Kann man machen, will man aber nicht. Einen Kredit aufnehmen? Auf Geburtstagsfesten und anderen Feiern vorher verkünden, dass die Gäste keine Geschenke mitbringen, sondern bitte ins Sparschwein spenden sollen? Das Geld würde unseren künftigen Kindern zugutekommen. Ich konnte sogar auf Crowdfunding-Plattformen Kampagnen finden, mit denen Paare Geld für ihre IVF-Behandlungen sammelten.

Es ist, wie es ist. Anders hätte es nicht funktioniert. Jetzt haben wir ausreichend Geld. Und schlimmer als das Wissen um die hohen Kosten war für uns die Ungewissheit, wie lange es dauern und ob es denn überhaupt klappen würde.

Der unaufgeregte Home-Run mit Max war als Einstieg noch halbwegs günstig. Für ihn legten wir 2.082 Euro hin.

Pi mal Daumen werden die voraussichtlichen Kosten für eine ICSI mit etwa 3.400 Euro angegeben. Die Kostenangaben der Kinderwunschzentren weichen voneinander ab, bewegen sich dabei jedoch in vergleichbaren Größenordnungen. Wieviel die jeweilige Patientin im Verlauf der Behandlung von den teuren Medikamenten benötigt, hängt vom Einzelfall ab. Deshalb können sich die Kosten nachträglich ändern. Die gesetzlichen Krankenkassen übernehmen unter bestimmten Voraussetzungen 50 % Zuzahlung für die Behandlung und für die Medikamente (Details zu den Leistungen der Krankenkassen stehen im Kapitel → *Wer sich rechtzeitig informiert, kann viel Geld sparen, S. 152*).

Ein Berliner Kinderwunschzentrum gab 2016 1.700 Euro Eigenanteil bei einer ICSI und 1.500 Euro Eigenanteil bei einer IVF als voraussichtliche Kosten für gesetzlich Versicherte an.[60] In anderen Zentren wurde für die ICSI 1.800 Euro (IVF: 1.600 Euro)[61] oder 1.600 Euro (IVF: 1.400 Euro)[62] Eigenanteil veranschlagt.

Das entspricht unseren Ausgaben für Max. 1.633 Euro kosteten uns Behandlung und Medikamente. Dazu kamen aber noch Leistungen, die von der Kasse nicht bezuschusst werden: Der HIV-Test, den wir beide vorweisen mussten, und 336 Euro für das Kryokonservieren von Jonas' Sperma. Das war in unserem Fall aus

Sicherheitsgründen notwendig. Die Ärzte hatten Sorge, dass am Tag der Follikelpunktion im frisch abgegebenen Ejakulat keine geeigneten Spermien zu finden sein würden. In diesem Fall wollten sie auf tiefgefrorenes Sperma zurückgreifen können.

Die Tatsache, dass das Kryokonservieren von Sperma und von befruchteten Eizellen sowie der gesamte Kryozyklus mit Behandlung und Medikamenten üblicherweise nicht von der gesetzlichen Krankenkasse bezuschusst werden, trieb die Kosten für unser zweites Kind in die Höhe. Aber obwohl die Kryozyklen mit Zusatzkosten verbunden waren, war ich immer froh, dass genug befruchtete Eizellen vorhanden waren, um welche für später aufzubewahren. So ersparte ich meinem Körper einige Medikamente und vor allem die Vollnarkosen für zusätzliche Punktionen.

Alles in allem wird meine zweite Schwangerschaft uns am Ende 8.500 Euro gekostet haben (9.250 Euro abzüglich 750 Euro nachträglich beantragtem Sonderzuschuss unserer Krankenkasse, der nur bewilligt wird, sofern beide Eheleute bei dieser Kasse versichert sind).

Was geht das alles nun das Finanzamt an? Das fragen wir uns auch.

Wir sammelten im Rahmen unserer Kinderwunschbehandlungen fleißig alle Arzt- und Medikamentenrechnungen, um sie bei der Steuererklärung als außergewöhnliche Belastungen anzusetzen. In diesen Jahren durchschlugen wir die zumutbare Belastungsgrenze mit Nachdruck.

Nach Einreichung der Steuer für 2014 kam ein Schreiben der für uns zuständigen Sachbearbeiterin zurück. Sie forderte uns darin auf: „Bitte teilen Sie mir mit, aus welchen medizinischen Gründen die künstliche Befruchtung durchgeführt wurde. Bitte legen Sie hierzu auch eine Bescheinigung des behandelnden Arztes bei. Reichen Sie hierzu auch eine genaue Aufstellung ein, bei der die Aufwendungen für die künstliche Befruchtung gesondert aufgelistet sind."

In einer einsamen Stunde im Keller exerzierte Jonas also die gewünschte Belege-Trennung in Quittungen für künstliche Befruchtung und andere Aufwendungen. Eine Bescheinigung vom Arzt holte er nicht ein. Er klärte mit dem Finanzamt, dass er nur die Genehmigungsschreiben der Krankenkasse beilegen würde. Schließlich wurden die Genehmigungen ja auf Basis der ärztlichen Einschätzung erteilt.

Am Ende akzeptierte das Finanzamt alles. Trotzdem bleibt die Frage, warum man bei einer Kinderwunschbehandlung eine ärztliche Bescheinigung beilegen muss. Eine Diagnose im Kontext von Quittungen für Kopfschmerzmittel oder Antibiotika wurde bisher nie eingefordert.

Was ich über Medikamente und deren Kosten gelernt habe:

- Mit ausreichend zeitlichem Vorlauf helfen Generika (Nachahmerpräparate) und Online-Apotheken beim Sparen.
- Auch zu kühlende Medikamente können online bestellt werden.

- Nicht immer bleibt genug Zeit, Medikamente online zu bestellen, denn das Rezept muss vor dem Versand postalisch eingereicht werden. Die Onlineapotheke kann bei verschreibungspflichtigen Medikamenten in puncto Blitzlieferung nicht mit der Apotheke um die Ecke konkurrieren.
- Ein rotes Rezept ist nur einen Monat lang gültig.
- Ein Rezept, auf dem der Arzt zu unterschreiben vergessen hat, bedeutet eine erneute Fahrt zum Kinderwunschzentrum.
- Auch ein Rezept, auf dem die Sprechstundenhilfe den Kopf nicht ausgefüllt hat, bedeutet eine erneute Fahrt zum Kinderwunschzentrum.
- Übrig gebliebene oder abgelaufene Medikamente und der Abfall von den Spritzen kommen in den Restmüll zuhause. Darauf hat mich der freundliche Apotheker hingewiesen, dem ich stolz ein großes Essiggurkenglas voller Kanülen, Spritzen und Lösungsmittel übergeben wollte.

Was darüber hinaus meine Sieben-Tage-Freundin gelernt hat:

- Den eigenen Kopf zu benutzen, hat noch nie geschadet. Ärzte und Apotheker haben bei ihr vergessen, auf die Alkoholtupfer hinzuweisen, die nicht jeder Medikamentenpackung beiliegen.
- Von einer Spritze ohne vorherige Desinfektion stirbt man nicht.
- Auch dass abhängig vom Präparat keine Spritzen und Kanülen enthalten sind, sollte einem der Arzt

sagen … er kann es aber auch vergessen. Wer Glück hat, bemerkt das noch, solange die Apotheke geöffnet hat, und kauft sich einen kleinen Vorrat.

- Selbst wenn in der Packung Spritzen enthalten sind, lohnt es sich, zusätzlich die dünnsten verfügbaren Kanülen zu kaufen – das Injizieren geht dann sehr viel leichter von der Hand.
- Um den Überblick zu behalten, was sie alles schon gespritzt hat (zum Beispiel welches Generikum), hat sie von den Medikamenten Fotos gemacht. Das war sehr praktisch beim Nachbestellen in der Apotheke.
- Es macht Sinn, die Medikamente bei einer der Apotheken rund um das Kinderwunschzentrum zu kaufen. Sie sind routiniert bei der Abrechnung und haben vieles vorrätig, was andere erst bestellen müssen.

Versuch 2.3 – Ich möchte das nur als eine Wissenschaft betrachten

Es ist doch wirklich verwunderlich, wie jemand, der hauptberuflich Blut abnimmt, das so gar nicht kann! Ich spreche von Frau M.

Es gibt bei uns im Kinderwunschzentrum drei Sprechstundenhilfen, die fürs Blutabnehmen zuständig sind. Zwei von ihnen sind so geniale Blutabnehmer, dass ich sie am liebsten für alle Anlässe buchen würde, bei denen ich zur Ader gebeten werde.

Denn beim Schilddrüsenarzt, beim Frauenarzt, beim Allgemeinarzt – überall ist es das Gleiche: Ich krempele meinen Ärmel hoch und entblöße meine linke Armbeuge, es folgt ein Blick der Dame in Weiß (es sind immer Damen) und dann die Frage, ob denn das der bessere Arm sei. Ich bestätige das und zeige als Beweis die rechte Armbeuge. Manche suchen dann grummelnd eine Weile – meistens geht es ganz okay – und wenige holen sich eine erfahrenere Kollegin zur Hilfe, weil sie alleine nicht weiterkommen.

Ganz anders in unserem Kinderwunschzentrum. Meine Lieblingssprechstundenhilfe und die zweite sehr sympathische Frau sind ruckzuck fertig, ohne meine Adern irgendeines Kommentars zu würdigen. Es tut nicht weh und blaue Flecken gibt es nur äußerst selten.

In der ersten Zyklushälfte einer Behandlung wird mindestens einmal in der Woche Blut abgenommen. Da werden natürlich die Arme abgewechselt. Auch hier: kein Klagen über die rechte Seite. Nur wenn freitags Frau M. zuständig ist, sind Komplikationen vorprogrammiert. In einer Art, die zwischen schnippisch und grob liegt, schimpft sie über meine Adern, ermahnt mich, das nächste Mal morgens mehr zu trinken, und holt mehr schlecht als recht ein paar Tropfen Blut aus mir heraus. Als Andenken habe ich am nächsten Tag einen kleinen Bluterguss.

Einmal habe ich sogar beobachtet, wie sie eine andere Patientin fünf Minuten lang an das Waschbecken im Zimmer der Arzthelferinnen gesetzt hat und sie dort ihre Unterarme in warmes Wasser tauchen ließ. Eine schon halb getrunkene Wasserflasche stand daneben. Anscheinend sollten Wärme und Flüssigkeitszufuhr Frau M. doch noch zum Erfolg verhelfen.

Abgesehen von der Freitagsfurcht vor Frau M. nehme ich das Blutabnehmen gelassen. Ich entwickle eine regelrechte Behandlungsroutine. Die Kontrolltermine versuche ich so früh wie möglich zu legen. Die Tagesmutter von Max arbeitet erst ab neun Uhr. Würde ich zuerst Max abgeben und dann ins Kinderwunschzentrum fahren, käme ich zu spät. Das Blut muss bis zu einer bestimmten Uhrzeit ins Labor, sonst würde es nicht mehr tagesaktuell untersucht.

Daraus resultiert, dass ich morgens Max noch ohne Frühstück in den Buggy packe, Wasser für uns beide einstecke (in Erinnerung an Frau M. und meine Blutbildung) und am Kiosk des U-Bahnhofs eine Breze kaufe, die Max erst bekommt, sobald die Blutabnahme beginnt. Ein letztes Stück muss ich zurückhalten, falls es eine lange Wartezeit bis zum Ultraschall gibt. Denn während geschallt wird, brauche ich diese essbare Ablenkung noch, um Max weiter zufrieden im Buggy zu halten.

Oft genug ziehen sich meine vermeintlich frühen Termine in die Länge, weshalb ich regelmäßig bei der Tagesmutter Bescheid geben muss, dass wir es nicht pünktlich schaffen.

Die Toilette im Zentrum ist zum Glück sehr geräumig. Es ist möglich, samt Buggy in die Kabine zu gehen. Das klingt banal, ist jedoch relevant. Zwischen dem Aufbruch zuhause und der Ankunft bei der Tagesmutter vergehen locker mal zwei Stunden und wir erinnern uns: das Wasser für den Blutkreislauf …

Die Kinderwunschbehandlung für das Geschwisterkind ist organisatorisch gesehen deutlich anspruchsvoller als unsere Erfahrung von 2011. Zugegeben, Ähnliches kann man über die natürliche Zeugung eines Geschwisterkindes sagen – vor allem, wenn das Erstgeborene noch sehr jung ist. Und ebenfalls zugegeben, unsere Logistik knarzt vor allem deshalb, weil die Tagesbetreuung für Max so spät startet. Mit einer klassischen Krippe, die an fünf und nicht nur an vier Tagen geöffnet ist und das auch schon früh morgens, hätten wir seltener Terminstress. Aber das hätten wir uns früher überlegen müssen. Jetzt noch einen Krippenplatz in München zu finden, ist unmöglich. Außerdem gefällt es Max so gut bei der Tagesmutter, dass ich ihn dort auf keinen Fall herausreißen möchte.

Mittlerweile habe ich verinnerlicht, dass wir uns vielleicht auf eine lange Wartezeit einstellen müssen. Jeder Versuch beinhaltet die Möglichkeit des Erfolgs und des Misserfolgs. Die Wahrscheinlichkeit für das Eintreten einer Schwangerschaft wird nicht deshalb höher, weil es erst der zweite oder bereits der vierte

Versuch ist. Mich hineinzusteigern hilft absolut gar nichts. Also fahre ich besser damit, das Schwangerwerden als einen biologischen und medizinischen Vorgang zu betrachten und gedanklich eine gewisse Distanz zwischen mich und das Wunschkind zu bringen. Die moderne Reproduktionsmedizin ist eine Wissenschaft und Jonas und ich sind Patienten, die Behandlungszyklen durchlaufen.

Ein Kind zu zeugen, bedeutet normalerweise ein großes Maß an Intimität und/oder Leidenschaft. Für uns bedeutet es, dass Jonas ganz normal zur Arbeit geht und ich Daten von mir auswerten lasse, die ich selbst nicht einmal deuten könnte. Anschließend sagt mir ein Fachmann oder eine Fachfrau, wie viele welcher Hormone ich einnehmen soll, um höchstmögliche Erfolgschancen zu erzielen. Ständig höre ich von einem Arzt: „Dann machen Sie sich mal unten rum frei", damit mein Innerstes am Ultraschallmonitor nach außen gekehrt werden kann.

Zudem sind derzeit noch Praktikantenwochen. Es ist häufig eine Medizinstudentin oder ein Medizinstudent anwesend. Dann werde ich artig gefragt, ob ich damit einverstanden wäre, dass sie oder er dieses eine Mal hospitiert. Da wir, wie Jonas und ich mehrfach festgestellt haben, seit der Geburt von Max sowieso unsere Würde an den Haken gehängt haben, um sie erst in ein paar Jahren wieder an uns zu nehmen, sobald Stillen im Restaurant, Windeln wechseln auf der Parkbank, Klowörter-Dialoge aus dem Kindergarten und Co. vorbei sein werden, lasse ich die freundlichen Studenten natürlich dabei sein.

Am Ende wollen sie eh alle nur meine Follikel sehen und wissen vermutlich beim Mittagessen schon nicht mehr, welche Haarfarbe ich habe. Dass ich die bin, bei der links die viel kleineren Follikel sitzen als rechts, das werden sie dafür intensiv diskutieren. (Das ist nur ein Beispiel zur Veranschaulichung. Über meine Follikel diskutiert derzeit niemand.)

Bereits letzten Herbst ist mir der Gedanke gekommen, dass ich der Arzthelferin am Telefon eigentlich statt meines Namens eher sagen sollte: „Hier spricht die mit der zu dicken Gebärmutterschleimhaut." So wie ich in der Autowerkstatt meinem Namen gleich hinterherschiebe: „Die mit dem Passat mit dem langen Kratzer auf der Beifahrerseite." Dann wäre gleich klar, um wen und was es geht.

Wir stecken jetzt, Mai 2014, mitten im dritten Versuch für Kind Nummer zwei. Das Zählen ist etwas tricky. Es gab erst zwei ICSIs (das ist die Zahl, die die Krankenkasse interessiert). Aber ich habe mich entschieden, jeden Embryotransfer als eigenständigen Versuch zu zählen, unser zweites Kind zu zeugen. Egal ob die Embryonen in einem ICSI- oder in einem Kryozyklus übertragen werden.

Unser dritter Versuch ist ein Kryotransfer. Das bedeutet: Mit täglichen Hormontabletten bereite ich die Gebärmutter optimal vor, Spritzen brauche ich keine zu verwenden.

Auch im Rahmen dieses Prozesses gibt es Verwaltungsakte. Neben der von Jonas und mir zu unterschreibenden Festlegung, wie viele Embryonen zurückgegeben werden sollen, müssen wir beide persönlich vor Ort unter Vorlage des Personalausweises unterschreiben, dass wir mit dem Auftauen unserer kryokonservierten, befruchteten Eizellen einverstanden sind.

Leider fällt das den Damen im Vorzimmer etwas kurzfristig ein, so dass wir das beliebte Eltern-Kind-Tagesmutter-Puzzle spielen müssen. Ich nehme um halb acht einen nicht verschiebbaren längeren Termin auf der Baustelle wahr. Jonas fährt mit Max mal schnell noch vor der Arbeit zum Unterschreiben ins Kinderwunschzentrum. Danach bringt er Max um neun Uhr zur Tagesmutter und fährt anschließend weiter ins Büro. Am späteren Vormittag trudle ich ebenfalls für meine Unterschrift in der Stadt ein. Mittags können Jonas und ich uns telefonisch beruhigt dazu gratulieren, dass unsere potentielle Nachkommenschaft termingerecht aufgetaut werden kann.

Nachmittags hole ich Max bei der Tagesmutter ab, als wäre nichts Besonderes gewesen, und freue mich darüber, dass er die Lego-Duplo-Platte flächig voll steckt und dass er neuerdings erste kurze Sätze zustande bringt: „Matz Ei namnam“ (Max isst ein Ei), „Papa abeite … Papa Auto Hause“ (Papa ist arbeiten … Papa kommt mit dem Auto nach Hause) und auf dem Schreibtischstuhl sitzend: „Da abeite Papa, da Papa abeite“ (Hier arbeitet der Papa). Ja, nachmittags ist die Welt in Ordnung.

Sobald abends im Bett die Gedanken kommen, sieht es anders aus. Vernunft ringt mit Gefühl. Was haben diese wohl strukturierten medizinischen Abläufe mit dem Zeugen von Kindern zu tun? Eigentlich sollte Sex stattfinden, nicht eine Wissenschaft praktiziert werden. Rational versuche ich mich zu schützen, indem ich mir einrede, dass ich Teil einer medizinischen Versuchsreihe bin, die irgendwann zum erwünschten Ergebnis führen wird. Emotional erzeugt genau diese Haltung bei mir Schuldgefühle. Wenn ich schon auf diesem unsinnlichen Weg ein Baby bekomme, dann will ich wenigstens mental jeden seiner Schritte mitbegleiten. Ich will es mir als einen Teil von mir vorstellen und nicht erst in ein paar Wochen – nach einem hoffentlich positiven Test – einen ersten mütterlichen Gedanken daran zulassen.

Jonas erweist sich mal wieder als der Mann mit den richtigen Worten zur richtigen Zeit: „Es ist gar nicht gesagt, dass es allen um uns herum besser geht. Denk mal an Tim."

Er hat recht. Selbst für zeugungsfähige Paare ist die Familienerweiterung kein Kinderspiel. Tim ist ein Kumpel von Jonas. Vor Kurzem hat er uns zusammen mit seiner Frau Maren und den beiden Kids (sechs Monate und drei Jahre) besucht.

Bei Kaffee und Kuchen hat er es treffend zusammengefasst: „Zu Studienzeiten war ich immer panisch. Allein vom nebeneinander im gleichen Bett schlafen schienen Leute ungewollt schwanger zu werden. Mit Mitte dreißig wollten wir dann unser zweites Kind und am Ende wurde es ein Arbeitssieg. Es ist unglaublich, was Berufsalltag, Dienstreisen, Erschöpfung und diese ständigen Kinderkrankheiten aus uns gemacht haben. Maren und ich haben zuletzt sogar einen Kalender an den Kühlschrank gehängt, in dem wir die vielversprechendsten Tage eingetragen haben, um unsere Wochen nicht falsch zu verplanen."

Bereits drei Tage nach dem Auftauen werden die zwei verbliebenen Embryonen transferiert. Sie seien „okay entwickelt“, wie Herr Dr. R. sich ausdrückt. Zusammen mit der Aussage des Labor-Arztes vom März, dass die fünf weniger Vielversprechenden eingefroren wurden, macht uns das wenig Hoffnung. Auch dieses Mal hält der Tag des Transfers eine Überraschung für uns bereit: Wir erhalten einen Fotoausdruck von den zwei Embryonen.

Bisher dachte ich, 3D-Videos vom Fötus im Mutterleib seien der letzte Schrei. Ein unter dem Mikroskop aufgenommenes Foto von zwei drei Tage alten Embryonen, die einträchtig in ihrer Petrischale darauf warten, in ein dünnes Schläuchlein aufgezogen zu werden, ist noch viel abgefahrener!

„Welcher der beiden hat es wohl geschafft?“, werden wir uns später vielleicht fragen. Oder feststellen, dass A schon damals ein wenig pummeliger aussah als B.

Nüchtern gesehen, betrachte ich dieses Foto mit zwiespältigen Gefühlen. Es suggeriert uns etwas Greifbares. Wir sehen in Vergrößerung zwei durchsichtige Kreise, die mit mehreren Zellen gefüllt sind. Diese 0,1 bis 0,2 Millimeter großen Gebilde könnten einmal unsere Kinder werden. Mir wäre es lieber, ein solches Bild nur nachträglich zu erhalten, sollte der Schwangerschaftstest positiv ausfallen. Ein missglückter Transfer kann dann etwas Abstraktes bleiben, mit weniger falschen Hoffnungen und nur vagen Erinnerungen verknüpft.

Abgesehen davon werden wir dieses Foto sicher nicht in unser Fotobuch einarbeiten, solange wir die Details zur Zeugung unserer Kinder für uns behalten wollen. Es wird also sein Dasein in einem Kellerregal fristen, einsortiert zwischen alten Arztrechnungen und Behandlungsplänen in einem unauffälligen Ordner.

Der Schwangerschaftstest wird diesmal zu einer fiesen Erfahrung. Der Termin liegt ein bisschen zu früh. Freitagnachmittag teilt mir Frau Dr. B. mit, dass ich nach dem Wochenende nochmals zum Blutabnehmen kommen solle, da der hCG-Wert minimal erhöht sei.

Während sie sicherheitshalber die Schwangerschaft ausschließen möchte, bevor der nächste ICSI-Zyklus gestartet wird, fühle ich mich drei Tage lang zur Hälfte schwanger. Nur: Fünfzig Prozent schwanger gibt es nicht. Der zweite Test zeigt, dass ich null Prozent schwanger bin. Wieder habe ich – ohne sie zu diesem Zeitpunkt zu kennen – einen Beitrag zur Statistik des Deutschen IVF-Registers geleistet.

Langsam möchte ich doch meine Kleidungsproblematik angehen. Immerhin schiebe ich das seit fast zwei Jahren vor mir her in der irrigen Annahme, dass ich sowieso bald schwanger sein und dann erst mal wieder nur Umstandskleidung brauchen werde.

Als neulich eine Frau neben mir in der U-Bahn ihrer Freundin über das Smartphone anvertraute, sie hätte mittlerweile Maximalgewicht plus zwei, stellte ich fest, dass das auch auf mich zutraf. Meinen persönlichen Spruch des Tages las ich dann auf einer Postkarte: „Ich wollte 5 Kilo abnehmen, jetzt sind es noch 7."

Jetzt abzunehmen dürfte tatsächlich nicht viel bringen, aber ich kaufe mir endlich ein paar gut passende Sommerteile. Als ich die frisch erworbene kurze Jeans das erste Mal auf die Wäscheleine hänge, frage ich mich: „Wem mag wohl das breite Gesäß gehören, das in diese Hose passt?“

Früher war klar: schmaler Bund, meine Hose, breiter Bund, Jonas’ Hose. Inzwischen sieht die Sache anders aus. Seit der Geburt ist meine Hüft- und Beckenpartie breiter geworden. Kombiniert mit ein paar mehr Pfunden sind beim Hosenkauf eine, je nach Hersteller sogar zwei Nummern größer daraus geworden.

Ich bin nicht völlig aus der Form gegangen, habe aber tatsächlich ein größeres Problem mit Bauch und Hüften, als ich gedacht hätte. Andere Jung-Mütter nervten mich bisher, wenn sie davon anfingen. Ich dachte: „Hey, du hast gerade ein Kind bekommen, ist das jetzt so wichtig? Fällt es denn außer dir irgendjemandem auf? Da muss man schon danach suchen, wo bei dir was dazugekommen sein soll.“

Jetzt verstehe ich das besser. Zum einen ist es finanziell relevant, wenn der Großteil der alten Kleidungsstücke nicht mehr passt. Zum anderen beschäftigt mich momentan stark die Frage, was ich für mich selber möchte. Sozusagen neben dem – statt nur mit dem Kind. Dafür muss ich meine Position im Gesamtgefüge Familie-Freunde-Beruf für mich neu bestimmen und mich darin behaupten. Aber das fällt mir schwerer, wenn ich verunsichert bin, weil ich das Gefühl habe, körperlich nicht mehr das alte Ich zu sein, und ich mich figürlich primär als Muttertier ausweise.

Gerade jetzt, da ich beruflich wieder aktiv bin und nach etwas suche, das mich über den privaten Kinderwunsch hinaus ausmacht, möchte ich mich vom reinen Hausfrauen- und Mutterdasein ein wenig absetzen. Mein Selbstbewusstsein will ich nicht ausschließlich daraus ableiten, wie vorbildlich sich Max entwickelt oder wie reibungslos der Hausbau läuft.

Der Hausbau läuft übrigens wirklich reibungslos. Das ist allerdings weniger meinem Naturtalent als Bauherrin als der Qualität unserer Baufirma geschuldet, die bisher ganz großartige Leistung erbringt. Mitte Mai wurde nahezu zeitgleich mit dem dritten Transfer die Bodenplatte für den Keller betoniert.

Ich hoffe, der Häuptling unserer oberbayrischen Bautruppe behält Recht. Bei der Vertragsunterzeichnung sagte er seinerzeit feierlich: „Und Ihr werds sehn, des Bauen, des is des Schönste auf dera Welt!“

Um mich abzulenken und um das Trübsal Blasen nicht zum Selbstzweck werden zu lassen, entwerfe ich in einem Anflug von Zynismus **Das ultimative Unerfüllter-Kinderwunsch-Tröste-Bullshit-Bingo**.

Stellt euch eine fünf-mal-fünf-Matrix vor.

Es geht vielen so wie euch.

Beim nächsten Mal klappt es bestimmt.

Immerhin habt ihr euch.

Es könnte noch viel schlimmer sein.

~~~~~~~~~~~~~~~~~~~~~~~~~~~~~~~~~~~~

Bei jedem neuen Versuch ist die Wissenschaft schon einen Schritt weiter.

~~~~~~~~~~~~~~~~~~~~~~~~~~~~~~~~~~~~

Wenn du nur positiv genug denkst, dann klappt es auch.

~~~~~~~~~~~~~~~~~~~~~~~~~~~~~~~~~~~~

Vielleicht soll es ja nicht anders sein.

~~~~~~~~~~~~~~~~~~~~~~~~~~~~~~~~~~~~

Mit nur einem Kind ist es auch sehr schön.

~~~~~~~~~~~~~~~~~~~~~~~~~~~~~~~~~~~~

Wenn es mit künstlicher Befruchtung nicht klappt, könnt ihr auch noch Yoga/Massage/Akupunktur ausprobieren.

~~~~~~~~~~~~~~~~~~~~~~~~~~~~~~~~~~~~

Alles wird gut.

~~~~~~~~~~~~~~~~~~~~~~~~~~~~~~~~~~~~

Es hat schon einmal geklappt, da klappt das doch locker ein zweites Mal.

~~~~~~~~~~~~~~~~~~~~~~~~~~~~~~~~~~~~

Kopf hoch! Ihr seid beide Kämpfer und werdet das schon durchziehen.

~~~~~~~~~~~~~~~~~~~~~~~~~~~~~~~~~~~~

In ein, zwei Jahren lacht ihr über den Kummer, den ihr heute habt.

~~~~~~~~~~~~~~~~~~~~~~~~~~~~~~~~~~~~

Dann, wenn ihr am wenigsten daran denkt, wird es von ganz alleine klappen.

~~~~~~~~~~~~~~~~~~~~~~~~~~~~~~~~~~~~

Ich habe neulich in der Zeitung einen interessanten Artikel zu dem Thema gelesen. Den habe ich euch aufgehoben.

~~~~~~~~~~~~~~~~~~~~~~~~~~~~~~~~~~~~

Es gibt so viele Beispiele, bei denen es plötzlich ganz natürlich geklappt hat.

Erst musst du dich entspannen, dann geht der Rest von ganz allein.

Wer weiß, wofür es gut ist.

Ein Frühlings-/Sommer-/Herbst-/Winter-Kind ist sowieso schöner.

Auch ohne Kinder kann man ein erfülltes Leben leben.

Mit den heutigen medizinischen Mitteln ist das doch nur eine Frage der Zeit.

Der Mensch denkt und Gott lenkt.

Die Natur wird sich schon etwas dabei gedacht haben.

Ihr seid jung und habt noch genug Zeit.

Das Leben hat so viel zu bieten. Überlegt euch einen schönen Plan B, auf den ihr euch freuen könnt, falls es nicht klappt.

Wer sich rechtzeitig informiert, kann viel Geld sparen: Krankenkassen-Leistungen und Länder-Zuschüsse

Als ich im Juni nachmittags von der Arbeit zur Tagesmutter unterwegs bin, vibriert in der Tram mein Mobiltelefon. Es ist eine Mitarbeiterin der Krankenkasse dran, die mich fragt, ob ich gerade telefonieren könne. Da ich vermute, dass es wichtig ist, bejahe ich.

Vor Kurzem haben wir bei der Krankenkasse einen Antrag auf Fristverlängerung gestellt. Unsere bisherige Genehmigung zur Kostenübernahme für drei Versuche stammt vom 5. Juli 2013. Diese Genehmigung gilt für ein Jahr. Herr Dr. R. hat auf Nummer sicher gehen wollen, denn die dritte ICSI wird sich bis über den fünften Juli hinaus ziehen. Es sei nur eine Formalität, hat er uns beruhigt. Ich befürchte Schlimmes. Wird es doch noch Probleme mit der Kasse geben?

Generell erst mal nicht, wie sich herausstellt. Der dritte Versuch könne auch noch im Juli durchgeführt werden. Eine schriftliche Bestätigung sei bereits in der Post. Die Kassenmitarbeiterin will mich allerdings persönlich darauf aufmerksam machen, dass bei einem abermaligen Misslingen die Krankenkasse keine Zuzahlungen für weitere ICSI-Behandlungen übernehmen wird. Erst nachdem eine Schwangerschaft eingetreten ist, gelte die Behandlung als erfolgreich. Sollten wir danach wieder ein Kind bekommen wollen, würde die Kasse sich aufs Neue an drei Behandlungen beteiligen.

Ich habe gehofft, dass bereits das Befruchten der Eizellen im Labor als eine geglückte Intracytoplasmatische Spermieninjektion gelten würde. Immerhin sagt der Name doch genau das: Spermieninjektion – und die hat im vergangenen Jahr schon zwei Mal geklappt. Leider ist es nicht so. Die Mitarbeiterin klingt ehrlich betrübt. Ich kann ihr nicht böse sein. Sie macht diese Regeln nicht. Auf niemanden kann ich böse sein. Und wäre es so gerne!

Da stehe ich also in dieser recht eng besetzten Tram mitten in München und versuche, beim Telefonieren diskret zu sein und gleichzeitig meine Panik zu unterdrücken. Ich komme mir vor wie ein Versager, weil wir schon zwei Versuche in den Sand gesetzt haben und mir das jetzt noch so unter die Nase gerieben wird.

Am Telefon bin ich einsilbig und leise, denn die umstehenden Mitfahrer sollen nicht hören, worum es geht. Ich bedanke mich höflich für den Anruf und die Aufklärung und realisiere nun zum ersten Mal sehr deutlich, dass nicht nur eine biologische Uhr tickt, sondern auch eine finanzielle.

Nur noch ein Versuch wird bezuschusst. Was für ein mulmiger Start in die nächste Spritzen-Phase. Das erhöht den Druck und das Stresslevel gewaltig. Was machen wir, sollte es nicht klappen? Wir könnten die Krankenkasse wechseln. Ich werde also recherchieren, welche Kasse bei Kinderwunsch besonders gute Konditionen hat. Oder wird beim Wechsel abgefragt, was wir in der letzten Zeit so hatten, und dann bei uns die Kinderwunschbehandlung womöglich ausgeschlossen? Keine Ahnung.

Wir könnten bei unserer Kasse bleiben und komplett Selbstzahler werden. Die Kryokonservierung von Jonas' Spermien müssen wir sowieso schon zu hundert Prozent selbst zahlen. Das sind knapp 350 Euro. Die bisher zweimalige Kroykonservierung von befruchteten Eizellen im Vorkernstadium während der ICSI 2.1 und 2.2 kosteten uns jeweils 500 Euro. Für eine neue ICSI und die Medikamente ohne Kostenübernahme müssen wir bestimmt mit bis zu 3.400 Euro pro Versuch rechnen. Es wird viel Geld zusammenkommen.

Ist das vielleicht ein Wink des Schicksals? Wenn es im vorgegebenen Rahmen nicht funktioniert, dann soll es nicht so sein? Könnte ich mich damit abfinden? Ich glaube nicht. Wir wissen doch, dass es geht und dass das Ergebnis wahnsinnig toll ist.

Also doch die Kasse wechseln. Sobald absehbar ist, dass es nötig wird, suchen wir uns eine neue Krankenkasse. Als ich bei der meinigen online unter „Künstliche Befruchtung" nachlese, steht da unter anderem „Zusätzlich muss der Arzt gute Chancen sehen, dass die Frau durch die künstliche Befruchtung schwanger wird. Nach drei erfolglosen Versuchen ist die Aussicht auf eine Schwangerschaft nicht mehr wahrscheinlich." Damit bezieht sich die Krankenkasse auf den § 27a SGB V: „eine hinreichende Aussicht [eine Schwangerschaft herbeizuführen] besteht nicht mehr, wenn die Maßnahme drei Mal ohne Erfolg durchgeführt worden ist."[63]

So ein Quatsch! Ich habe selber doch schon oft genug gelesen, dass Frauen erst nach vier, fünf, sechs Versuchen dank künstlicher Befruchtung schwanger wurden. Nach drei Mal die Grenze zu ziehen, ist absolut willkürlich. Und gerade bei Paaren, die mit der gleichen Methode bereits ein Kind bekommen haben, ist doch offensichtlich, dass gute Erfolgschancen bestehen.

Frau Dr. B. habe ich einmal gefragt, was andere Paare machen würden, wenn die Kasse sich nicht mehr beteilige. Sie meinte, manche würden noch ein, zwei Versuche privat zahlen und dann ganz aufhören. Andere würden die Praxis wechseln, weil sie das Vertrauen in die medizinische Einrichtung verloren hätten. Ein paar wenige würden anfangen, sich mit dem Thema Adoption zu beschäftigen.

Bevor wir den letzten Versuch hinter uns haben, wollen wir uns nicht mit den nächsten Schritten auseinandersetzen. Die Kraft dafür bringen wir beide nicht auf. Deshalb informiere ich mich vorerst nicht über die unterschiedlichen Konditionen der Krankenkassen.

Im Nachhinein betrachtet wäre genau das unter Kostengesichtspunkten der richtige Ansatz noch vor der allerersten Behandlung gewesen. Es ist absolut empfehlenswert, sich einen Überblick über die (freiwilligen Zusatz-)Leistungen der gesetzlichen Krankenkassen zu verschaffen!

Kassenleistungen

Es gab einmal eine Zeit, in der haben die gesetzlichen Krankenversicherungen (GKV) bei bis zu vier Versuchen 100 % der Kosten für künstliche Befruchtung übernommen. Das muss eine gute Zeit gewesen sein.

Seit Inkrafttreten des Gesetzes zur Modernisierung des Gesundheitssystems 2004 beteiligen sich die gesetzlichen Krankenkassen an den Behandlungskosten und den Medikamenten nur noch zur Hälfte. Die Zuzahlung ist auf eine bestimmte Anzahl von Versuchen beschränkt und an mehrere Auflagen geknüpft.

„Seitdem entscheiden sich deutlich weniger Paare für eine Kinderwunschbehandlung. Im Vergleich der Jahre 2002 und 2005 werden bei GKV-versicherten Frauen 55 Prozent weniger Behandlungen durchgeführt. Jährlich bleiben seitdem etwa 6.400 Kinder ungeboren. Das entspricht in etwa der jährlichen Geburtenrate einer Stadt wie Düsseldorf."[64] So hieß es noch 2007.

Vor der Reform verzeichnete das Deutsche IVF-Register für das Jahr 2002 87.044 und für 2003 105.854 begonnene Behandlungen.[65] Da bekannt war, dass ab 2004 eine höhere finanzielle Belastung bestehen würde, versuchten viele Paare, noch im Vorjahr eine künstliche Befruchtung durchführen zu lassen.

Der Rückgang der Behandlungen fiel so drastisch aus wie oben beschrieben. Im Jahr 2004 wurden nur 59.448 Behandlungen begonnen. Der Wert stieg langsam wieder an, überschritt 2009 die 70.000, 2013 die 80.000 und erreichte 2014 mit 88.383 Behandlungen erstmals wieder den Wert von 2002.[66]

Bevor ich ins Detail gehe, möchte ich betonen, dass zwar für die gesetzlichen Krankenkassen die Eckdaten für die Kostenübernahme durch die Richtlinien des Bundesausschusses der Ärzte und Krankenkassen[67] klar geregelt sind, dass sich aber darüber hinaus gehende Konditionen ändern können. Selbst Richtlinien oder gesetzliche Grundlagen könnten sich ändern. Nur die

Kontaktaufnahme mit der eigenen Krankenversicherung kann Aufschluss darüber geben, was im Einzelfall tatsächlich an Kosten erstattet wird.

Kostenübernahme der gesetzlichen Krankenversicherungen

Die Diagnose, weshalb ein Kinderwunsch unerfüllt bleibt, wird weitestgehend von den gesetzlichen Krankenkassen übernommen. Es fallen keine Kosten für Patientinnen und Patienten an, die sich in einer Kinderwunschklinik vorstellen, sich dort informieren und mögliche Behandlungen besprechen. Auch Hormonbehandlungen, die ausschließlich mit Medikamenten durchgeführt werden (zum Beispiel Eibläschenstimulation und Eisprungauslösung), erfordern keinen Eigenanteil von den Patientinnen.

Für eine Insemination, IVF oder ICSI wird von den gesetzlichen Krankenkassen seit 2004 die Hälfte der Kosten übernommen, wenn folgende Bedingungen erfüllt sind[68]:

- Das zu behandelnde Paar ist verheiratet.
- Das Alter der Frau liegt zwischen 25 und 40 Jahren.
- Das Alter des Mannes liegt zwischen 25 und 50 Jahren.
- Beide Partner legen einen aktuellen HIV-Test vor (der Status muss bekannt sein, HIV-positive Personen haben den gleichen Anspruch wie HIV-negative Personen).
- Es werden keine Spendersamen verwendet.

- An keinem der Partner wurde früher eine Sterilisation durchgeführt (Ausnahmen müssen bei der Kasse beantragt werden).
- Es hat ein Beratungsgespräch über die medizinischen, psychischen und sozialen Aspekte der künstlichen Befruchtung stattgefunden und zwar mit einem Arzt, der die Behandlung nicht selbst durchführt.
- Der beratende Arzt hat an das Kinderwunschzentrum überwiesen.
- Vor Beginn der Behandlung wird der Krankenkasse der Behandlungsplan zur Genehmigung vorgelegt.
- Es besteht eine hinreichende Erfolgsaussicht auf eine Schwangerschaft.

Neu ist seit Juni 2017 folgender Satz (Nummer 11.5) in den Richtlinien des Bundesausschusses der Ärzte und Krankenkassen über ärztliche Maßnahmen zur künstlichen Befruchtung, der sich nur auf die ICSI bezieht: „Die Untersuchung des Mannes im Rahmen der Prüfung der Leistungsvoraussetzungen nach Nummer 1 durch Ärztinnen oder Ärzte mit der Zusatzbezeichnung ‚Andrologie' muss der Indikationsstellung vorausgehen."

Das bedeutet, dass der Mann noch vor der Beantragung der ICSI bei der gesetzlichen Krankenkasse von einem Andrologen – dem männlichen Pendant zum Gynäkologen – untersucht werden muss. Die früher anerkannte Untersuchung durch einen Urologen reicht nicht mehr aus. Dies ist unerfreulich für Paare, denen eine ICSI bevor steht, da es in Deutschland deutlich weniger Andrologen als Urologen gibt.

Sind die zuvor genannten Bedingungen erfüllt, gibt es noch Beschränkungen bezüglich der Anzahl der durchgeführten Behandlungsversuche, für die anteilig Kosten übernommen werden:

- 8 Inseminationszyklen ohne vorherige hormonelle Stimulation (Spontanzyklus) plus
- 3 Inseminationszyklen mit hormoneller Stimulation (stimulierter Zyklus) plus
- 3 IVF- oder ICSI-Behandlungen

Sollte es im Rahmen der IVF- oder ICSI-Versuche zwei Mal nicht gelingen, die entnommenen Eizellen im Labor zu befruchten, werden in der Regel für den dritten Versuch keine Kosten mehr übernommen.

Welche Kosten ganz konkret auf ein Paar zukommen, hängt einerseits vom individuellen Medikamentenbedarf der Frau ab, andererseits differieren die Behandlungskosten der Kinderwunschzentren um ein- bis mehrere hundert Euro.

Nach einer Geburt besteht für das nächste Kind erneut der Anspruch auf Kostenübernahme wie oben beschrieben.

In den gesetzlichen Krankenkassen wird das sogenannte Körperprinzip angewendet. Die Kasse erstattet nur die Kosten, die der jeweiligen versicherten Person zuzuordnen sind. Kosten, die bei der Behandlung des Mannes anfallen, werden von der Versicherung des Mannes übernommen und umgekehrt. Sollten beide Partner gesetzlich versichert sein, wird vereinfachend so verfahren, dass alle Maßnahmen, die außerhalb des weiblichen Körpers durchgeführt werden, von der Kasse der Frau übernommen werden.

Gesetzliche Krankenkassen bezahlen nicht für Leistungen, die über die künstliche Befruchtung hinausgehen, wie Kryokonservierung von Spermien, Eizellen, befruchteten Eizellen im Vorkernstadium, Hoden- oder Eierstockgewebe und den gesamten Kryozyklus. Auch die operative Entnahme von Spermien aus dem Hoden, Polkörper-Diagnostik* und Assisted Hatching** werden nur im Selbstzahlerverfahren durchgeführt.

Freiwillige Zusatzleistungen der gesetzlichen Krankenkassen

Seit Inkrafttreten des GKV-Versorgungsstrukturgesetzes im Jahr 2012 bieten einige gesetzliche Krankenkassen ihren Versicherten eine finanzielle Entlastung im Rahmen von freiwilligen Zusatzleistungen. Häufig ist die Nutzung dieser Zusatzleistungen an die Bedingung geknüpft, dass beide Ehepartner bei dieser Kasse versichert sind.

Manche übernehmen beispielsweise mehr als 50 % der Kosten (bis hin zu 100 %), bezuschussen die drei Versuche mit einem zusätzlichen Fixbetrag oder heben die Altershöchstgrenze für die Frau an.

---

* Mit dieser Untersuchung können mütterlicherseits vererbte genetische oder chromosomale Veränderungen erkannt werden (nur möglich bei IVF- oder ICSI-Behandlungen und nur vor der Durchführung der Befruchtung erlaubt).

** Um dem Embryo das Schlüpfen aus der ihn umgebenden „Zona pellucida“ (Glashaut) am ungefähr fünften Tag zu erleichtern, wird diese mit einem Laser, einer Nadel oder einem Enzym bearbeitet (nur möglich bei IVF- oder ICSI-Behandlungen).

Eine übersichtliche Zusammenstellung bietet der Krankenkassentest auf www.krankenkasseninfo.de/krankenkassen/test/kriterien unter „erw. Anspruch künstliche Befruchtung". Da manche Kassen ihre erweiterten Leistungen mittlerweile wieder geändert haben, sollte sicherheitshalber gezielt die Satzung der eigenen Krankenkasse beziehungsweise der Wunschkasse geprüft werden.

Kostenübernahme der privaten Krankenversicherungen

Anders als bei den gesetzlichen gibt es bei den privaten Krankenkassen keine übergreifende Regelung. Die Konditionen variieren je nach Versicherung und Vertrag. Für privat Versicherte gelten die Einschränkungen der gesetzlichen Krankenversicherungen bezüglich Patientenalter und maximaler Behandlungsanzahl nicht. Die Maßnahmen können beantragt werden, wenn es medizinisch notwendig ist. Versicherte sollten jedoch vor Behandlungsbeginn alles mit ihrer Versicherung klären. Eine Kostenerstattung auf Basis eines nachträglichen Antrags zu erhalten, kann schwierig werden.[69] Häufig werden sämtliche Kosten einer Behandlung übernommen.

Als Bedingung für die Kostenübernahme verlangen die privaten Krankenversicherungen eine ausreichende Erfolgswahrscheinlichkeit der Behandlung. Sie übernehmen durchaus mehr als drei IVF- oder ICSI-Zyklen. Dass ein Paar verheiratet ist, ist keine zwingende Voraussetzung. Therapien mit Fremdsamenspenden werden allerdings auch von den Privaten nicht bezahlt.[70]

Die voraussichtliche Erfolgswahrscheinlichkeit wird für jede Patientin altersabhängig aus der Statistik des Deutschen IVF-Registers entnommen. Dieser Wert wird entsprechend der Einschätzung des behandelnden Arztes angepasst. Sollten Ergebnisse früherer Kinderwunschbehandlungen (beispielsweise die Qualität der punktierten Eizellen) bekannt sein, fließen diese ebenfalls in die Bewertung ein. Sollte die Wahrscheinlichkeit für den Eintritt einer Schwangerschaft unter 15 % liegen, wird die private Krankenkasse vermutlich keine Kosten übernehmen.

Schwierig wird es, sollte keine organische Ursache für die Unfruchtbarkeit gefunden werden. Dann ist die private Krankenkasse nicht verpflichtet, die Kosten für die Behandlung zu übernehmen.

Private Krankenkassen verfahren nach dem Verursacherprinzip. Die Versicherung desjenigen Partners, der für die Kinderlosigkeit verantwortlich ist, übernimmt die Kosten.

Das macht es in Mischfällen schwierig, in denen beispielsweise ein Partner gesetzlich und einer privat versichert ist. Es kann sogar zu Deckungslücken kommen, sollte beispielsweise der Mann Verursacher und gesetzlich versichert sein, während die privat versicherte Frau gesund ist. Die niedrigeren Behandlungskosten des Mannes werden zur Hälfte von seiner Kasse übernommen, während der Frau als Nicht-Verursacherin keine Kosten abgenommen werden.

Finanzielle Unterstützung durch das Bundesfamilienministerium

Wer Kosten sparen will, sollte prüfen, ob er finanzielle Unterstützung vom Bundesministerium für Familie, Senioren, Frauen und Jugend (BMFSFJ) erhalten kann, die es seit 2012 im Rahmen der Bundesinitiative „Hilfe und Unterstützung bei ungewollter Kinderlosigkeit“ gibt.

Die Politik hat zum Glück die gesellschaftspolitische Relevanz des Themas erkannt. Es wäre geradezu scheinheilig, einerseits zu beklagen, dass die Deutschen weniger Kinder bekommen, und andererseits die Augen davor zu verschließen, dass es eine sehr große Anzahl von Paaren gibt, die ungewollt kinderlos sind.

Also wurde das Bundesfamilienministerium tätig. „Der Kinderwunsch von Eltern darf nicht am Geld scheitern. Deshalb müssen wir Paare mit unerfülltem Kinderwunsch unterstützen“[71], so die damalige Bundesfamilienministerin Manuela Schwesig auf www.informationsportal-kinderwunsch.de, einer Seite des BMFSFJ.

Die Initiative unterstützt nicht nur monetär, sondern rückt auch das Thema ins Bewusstsein der Öffentlichkeit und stellt psychosoziale Beratungs- und Unterstützungsangebote vor. Diese können auf der oben genannten Website nach Regionen gefiltert abgerufen werden.

Beim Stöbern auf dieser Website wird deutlich, wie relevant psychosoziale Angebote werden, wenn Paare ungewollt kinderlos bleiben. Zum einen geht es um die

Begleitung durch die Kinderwunschbehandlung, zum anderen geht es um Menschen, die künstliche Befruchtung ablehnen. Sie benötigen Unterstützung, um sich mit einer möglichen Zukunft ohne eigene oder zumindest ohne leibliche Kinder auseinanderzusetzen.

Für Betroffene, die eine künstliche Befruchtung durchführen wollen, ermöglicht der vom Bund vorgegebene finanzielle Förderrahmen eine Kostenbeteiligung an vier IVF- oder ICSI-Versuchen, wobei vom Bund bis zu 25 % der Kosten zugeschossen werden, die nach Abrechnung mit der Krankenversicherung als Eigenanteil zu zahlen sind.

Bedingung für die Förderfähigkeit ist erstens, dass sich das Bundesland, in dem das zu behandelnde Paar seinen Hauptwohnsitz hat und in dem es eine zugelassene reproduktionsmedizinische Einrichtung nutzt, ebenfalls in gleicher Höhe beteiligt. (Ausnahmen: Voraussetzung für die Förderung in Niedersachsen ist die Nutzung einer Reproduktionseinrichtung in Niedersachsen oder in einem an Niedersachsen angrenzenden Bundesland. Analoges gilt für Thüringen.)

Und zweitens, dass die Voraussetzungen des § 27a Sozialgesetzbuch Fünftes Buch erfüllt sind. Das entspricht den oben beschriebenen, von den gesetzlichen Krankenkassen gestellten Bedingungen.

Bis Mitte des Jahres 2017 beteiligten sich die Bundesländer Berlin, Mecklenburg-Vorpommern, Niedersachsen, Sachsen, Sachsen-Anhalt und Thüringen an der Initiative. Jedes Bundesland legte eigene Voraussetzungen fest und die Art und Höhe der Zuwendungen variieren (die Länder haben Förderhöchstbeträge als Obergrenze festgelegt und im Bundesland Berlin werden beispielsweise nur der zweite und dritte Behandlungszyklus gefördert).

Entscheidend für die Förderfähigkeit ist außerdem, dass erst der Bewilligungsbescheid über die Gewährung der Zuwendung abgewartet werden muss, bevor mit der eigentlichen Behandlung begonnen wird.

In einem Rechenbeispiel mit 1.600 Euro Eigenanteil am ersten ICSI-Zyklus würde der Bund 400 Euro (25 % von 1.600 Euro) beisteuern. Thüringen würde sich ebenfalls mit 400 Euro beteiligen. Das Paar zahlt dadurch für die Behandlung nur 800 Euro aus der eigenen Tasche.

Wer weiterführende Informationen sucht oder herausfinden möchte, ob sich mittlerweile weitere Bundesländer an der Initiative beteiligen, der wird auf www.informationsportal-kinderwunsch.de fündig.

Eine wichtige Neuheit ist seit 2016, dass im Rahmen der Bund-Länder-Kooperationen unverheiratete heterosexuelle Paare, die in einer nichtehelichen Lebensgemeinschaft leben, ebenfalls eine Förderung beantragen können.

Die damalige Bundesfamilienministerin Schwesig begründete dies: „Es ist nicht mehr zeitgemäß, unverheiratete Paare mit unerfülltem Kinderwunsch weniger zu unterstützen und anders zu behandeln als Verheiratete. Die Zahl der Paare, die ohne Trauschein zusammenleben, steigt von Jahr zu Jahr. Jedes dritte Kind wird in einer Familie geboren, in denen [sic] die Eltern nicht verheiratet sind."[72]

Da unverheiratete Paare von den gesetzlichen Krankenkassen gar keine Kosten erstattet bekommen und aus der öffentlichen Hand nicht mehr Geld erhalten sollen als verheiratete Paare, ist eine Zuwendung jeweils von Bund und Bundesland für die ersten drei Versuche in Höhe von bis zu 12,5 % des Selbstkostenanteils vorgesehen. Beim vierten Versuch sind es bis zu 25 %.

Analog zum vorigen Rechenbeispiel zahlt das unverheiratete Paar 3.200 Euro für den ersten ICSI-Zyklus, weil die gesetzliche Krankenkasse außen vor bleibt. Der Bund beteiligt sich mit 400 Euro (12,5 % von 3.200 Euro) und Thüringen gibt ebenfalls 400 Euro.

Es haben noch nicht alle kooperierenden Bundesländer ihre Landesförderkriterien angepasst, da der Verwaltungsaufwand durch parlamentarische Verfahren, haushaltsrechtliche Schritte und die Anpassung bilateral abgeschlossener Verwaltungsvereinbarungen enorm ist. In Thüringen, Sachsen und Niedersachsen konnte die Förderung unverheirateter Paare, die in nichtehelichen Lebensgemeinschaften leben, noch im Jahr 2016 umgesetzt werden. Sachsen-Anhalt fördert Kinderwunschbehandlungen für nichteheliche Lebensgemeinschaften von Mann und Frau rein aus Landesmitteln. Die anderen kooperierenden Länder haben eine zeitnahe Anpassung in Aussicht gestellt.

Nach drei erfolglosen Versuchen ist eine Schwangerschaft sehr wohl noch wahrscheinlich

Um der Behauptung der gesetzlichen Krankenkassen beziehungsweise des Bundesausschusses der Ärzte und Krankenkassen Kontra zu geben („Nach drei erfolglosen Versuchen ist die Aussicht auf eine Schwangerschaft nicht mehr wahrscheinlich."), verweise ich auf eine Studie aus Großbritannien, die 2015 im amerikanischen Magazin „Jama" erschienen ist[73]. Sie zeigt, dass es durchaus lohnenswert ist, mehr als drei Versuche künstlicher Befruchtung durchzuführen.

Die Studie wertete Daten von 156.947 Frauen aus, die im Vereinigten Königreich zwischen 2003 und 2010 künstliche Befruchtung(en) durchführen ließen. Die Wissenschaftler interessierten sich nur für lebendgeborene Babys, also für Frauen, die nach einer Rückgabe von Reagenzglas-Embryonen nicht nur schwanger wurden, sondern wirklich ein Kind zur Welt brachten. Sie stellten fest, dass nach der ersten IVF-Runde 29,5 % der Frauen ein Baby bekommen hatten. Diejenigen vom Rest, die sich nicht entmutigen ließen und weitermachten, wurden zum Teil beim zweiten Mal schwanger und so weiter.

In den untersuchten Fällen wuchs der Anteil der Mütter dank künstlicher Befruchtung auf 65,3 %[74], wenn bis zu sechs Behandlungen durchgeführt worden waren. (Nach drei Behandlungszyklen lag die Wahrscheinlichkeit für eine Lebendgeburt noch bei nur 54,3 %.)

In der Gruppe der Frauen, deren eigene Eizellen verwendet wurden, brachten nach sechs Behandlungen die unter 40-Jährigen mit 68,4-prozentiger Wahrscheinlichkeit ein Kind zur Welt, von den 40 bis 42 Jahre alten Frauen nur 31,5 %. Das Alter spielt bei IVF- und ICSI-Behandlungen bekanntermaßen eine ebenso bedeutende Rolle wie bei der natürlichen Fortpflanzung.

Das IVF-Register nennt für Deutschland vergleichbare Daten: Patientinnen, die bis zu sechs Behandlungszyklen durchlaufen haben, sind mit einer Wahrscheinlichkeit von 62 % schwanger geworden.[75] Ausgewertet wurden Behandlungen in den Jahren 1997 bis 2011 an 376.303 Frauen.

Wichtig ist festzuhalten, dass für viele Betroffene die vierte, fünfte oder sechste künstliche Befruchtung tatsächlich noch zum erhofften Erfolg geführt hat. Andererseits gibt es keine Garantie dafür, dass selbst nach noch mehr Versuchen eine Schwangerschaft eintritt.

Versuch 2.4 – Wenn einen vierzig Personen auf dem Weg zur Hormonspritze beobachten

Man lernt ja bekanntlich nie aus. Das geht selbstverständlich auch mir so. In diesem Behandlungszyklus – uns steht im Juli die dritte ICSI bevor – kombiniere ich zwei Informationen miteinander, die sich schon seit Längerem in meinem Kopf tummeln, sich dort jedoch noch nie über den Weg gelaufen sind.

Information A: Die Kanüle, mit der ich mir das Menotropin spritze, kommt mir ein klein wenig zu dick vor und ist deswegen unangenehm zu verwenden. Information B: In der Apotheke kann man Kanülen mit unterschiedlichen Durchmessern kaufen.

In der Menotropin-Verpackung ist, außer Alkoholtupfern, alles enthalten, was man braucht. Deshalb habe ich nie den Einfall gehabt, der dieses Mal wie eine Erleuchtung über mich gekommen ist und mir zwei Wochen Spritzen ganz wunderbar erleichtert hat: Ich habe dünnere Kanülen für die Menotropin-Spritze gekauft und die aus der Packung einfach nicht benutzt! Ich hätte mich doch das eine oder andere Mal in einem Onlineforum tummeln sollen. Vielleicht hätte ich dort diesen Tipp schon früher bekommen.

Dieser unser vierter Versuch, ein Geschwisterchen für Max zu bekommen, ist noch mit weiteren, vom bisher gewohnten Ablauf abweichenden Vorkommnissen gespickt.

Eine zentrale Position nimmt dabei das Chorkonzert ein, das schon seit Ewigkeiten für Mitte Juli als unverrückbarer Termin in meinem Kalender steht. Je näher die Follikelpunktion rückt, desto mehr keimt in mir die Befürchtung, dass sie genau am Tag des Konzerts stattfinden wird. Das würde bedeuten, dass ich nach der Vollnarkose und unter der Aufsicht von Jonas nicht abends zwei Stunden im heißen Scheinwerferlicht auf einer Bühne stehen sollte. Was wiederum bedeuten würde, dass ich kurzfristig meine Teilnahme absagen müsste.

Darauf habe ich keine Lust, denn viele Chor-Kollegen und Freunde und Verwandte, die sich als Zuhörer angekündigt haben, würden Fragen stellen. Außerdem fände ich es schade, weil wir seit vier Monaten auf das Konzert hinarbeiten und ich mich sehr darauf freue. Und last but not least: Das habe ich noch nie gemacht – mitproben und dann beim Konzert nicht mitsingen.

Ich wäge meine Optionen ab.

Option 1: Ich singe trotzdem mit. Dann hätten wir aber keinen Babysitter für Max, denn unsere Eltern haben ihre Eintrittskarten bereits gekauft. Jonas müsste beim Konzert dabei sein, um vom Zuschauerraum aus darauf zu achten, ob ich so wirke, als hätte ich Kreislaufprobleme oder Ähnliches (der Aufklärungsbogen weist darauf hin, dass ich meinen Arzt unverzüglich informieren soll, falls Atem- oder Kreislaufstörungen, Störungen des Bewusstseins, Fieber, krampfartige Erscheinungen, starke Kopfschmerzen, Nackensteife, Übelkeit oder einige andere Phänomene auftreten). Ich müsste meine Mutter einweihen und sie bitten, Max ins Bett zu bringen und bis zu unserer Rückkehr bei ihm zu bleiben. Die würde allerdings mit Sicherheit darauf bestehen, dass ich mich schone. Und ehrlicherweise bin ich selber der Meinung, dass ich an einem solchen Tag nichts übertreiben sollte.

Option 2: Ich singe nicht mit. Das widerstrebt mir aus den bereits genannten Gründen.

Option 3: Ich frage meine Ärzte, ob eine Verschiebung des Termins um einen Tag möglich wäre. Immerhin verschieben die ja momentan selber ständig den geplanten Termin Stück für Stück nach hinten. Ob es da auf einen Tag mehr oder weniger noch ankommt?

Für diesen Gedanken schäme ich mich, denn es macht den Eindruck, als nähme ich die Behandlung nicht ernst genug. Aber es ist halt so: Wir wissen nicht einmal, ob dieser Versuch Erfolg haben wird. Sollte ich das Konzert nicht mitsingen und hinterher nicht schwanger werden, dann hätte ich mir einen sehr schönen Höhepunkt und zugleich eine der wenigen nicht mit dem Nachwuchsthema verbundenen Ablenkungen dieses Jahres genommen.

Jonas rät mir zu Option 3. Er weiß, wie wichtig mir das Konzert ist, vermutet aber, dass Patienten mit gutem Grund vierundzwanzig Stunden nach einer Vollnarkose unter Beobachtung stehen sollten. Er möchte nicht, dass ich beides an einem Tag mache.

Solange der Termin für die Punktion noch nicht fix ist, spreche ich die Ärzte nicht an. Früher hätte ich das nicht geschafft. Da habe ich möglichst zügig alles im Voraus geregelt, damit ja nichts Unerwartetes passiert. Mit Kind habe ich mir inzwischen angewöhnt, vieles von Tag zu Tag zu planen beziehungsweise zu lösen.

Letztlich wissen wir abends beim Einschlafen nie, ob Max nicht am nächsten Tag mit Erkältung aufwacht, keine Lust auf das geplante Programm hat oder eine Verabredung uns kurzfristig aus genau den gleichen Gründen absagt. Mehr und mehr bin ich dazu übergegangen, erst kurz vor dem tatsächlichen Eintreten eines Ereignisses andere darüber zu informieren und konkrete Schritte dafür einzuleiten.

Das funktioniert dieses Mal als Strategie sehr gut. Zuletzt löst sich das Problem nämlich von selbst, denn der Konzertabend liegt genau zwischen dem Tag, an dem der Eisprung ausgelöst wird, und dem Tag der Eizellenentnahme. Perfekt!

Fast perfekt. Die Hormonspritze, die den Eisprung auslöst, muss bekanntermaßen zu einer exakt festgelegten Uhrzeit gegeben werden. Und leider liegt dieser Zeitpunkt genau in der Generalprobe für das Chorkonzert.

Es wird das zweite Mal sein, dass ich mir eine Spritze unterwegs setze. Einmal sind wir bei Freunden eingeladen gewesen und es war klar, dass es ein später Abend werden würde mit grillen und Fußball schauen und so weiter. Damals habe ich mich spät abends auf die Toilette verzogen und mir im schnellst möglichen Tempo die zwei Spritzen verabreicht. Keiner hat etwas bemerkt.

Dieses Mal kann es nicht so unauffällig vonstattengehen. Eine Hoffnung, die ich insgeheim gehegt habe, zerschlägt sich recht schnell, als klar wird, dass die Probenpause für die Spritze zu früh liegen wird. Der vorgegebene Zeitpunkt ist erst eine halbe Stunde nach der Pause.

Ich lege mir also meinen kleinen Beutel mit Spritze, zwei Kanülen, Lösungsmittel, Durchstechflasche mit dem Hormon-Pulver und Tupfer bereit und teile dem Chorleiter mit, dass ich später leider ein wichtiges Telefonat führen muss und deshalb kurz aus der Probe hinausgehen werde. Er macht ein irritiertes Gesicht – immerhin reden wir hier von halb neun Uhr abends und welches Telefonat kann man um diese Uhrzeit nicht verschieben? Dann nickt er nur.

Als es so weit ist, raune ich meiner Nachbarin möglichst vernuschelt etwas von „dringend telefonieren" zu, steige die Stufen von der Bühne herunter, nehme meine Sachen und verlasse den Saal.

Die Strecke bis zum Eingang vom Zuschauerraum fühle ich mich im Halbdunkeln gut geschützt. Dann muss ich durch eine der Eingangstüren gehen und spätestens jetzt, als beim Öffnen das grelle Licht vom Vorraum hereinfällt, sind mir sämtliche vierzig Augenpaare meiner Chorkollegen sicher. Ich muss mich anstrengen, um mich nicht umzudrehen, bevor ich die Tür hinter mir schließe.

Öffentliche Toiletten haben den großen Nachteil, dass es in den Kabinen keine Ablageflächen gibt. Wenigstens benötige ich für die Eisprung-Spritze weniger Gepäck als es an den vorangegangenen Tagen der Fall gewesen wäre. Ich improvisiere mit einem dicken Stapel Papierhandtüchern auf dem Boden eine Ablagemöglichkeit für meine Utensilien und zum Spritzen nehme ich die Toilette als Stuhlersatz.

Jeder alltagserprobte Insulinnutzer dürfte über meine Unbeholfenheit schmunzeln. Aber zu meiner Verteidigung sei gesagt, dass ich mit dem vorbefüllten Pen in der gleichen Situation sehr viel souveräner agiert hätte.

Nach sieben Minuten kehre ich zur Probe zurück und hoffe, dass hinterher niemand Fragen stellen wird. Natürlich schert sich keiner nur die Bohne darum, warum ich kurz mal draußen war. Vermutlich haben es nur wenige andere Sänger überhaupt bemerkt.

Meine Sieben-Tage-Freundin hat mich passend zu dieser Situation mit einer eigenen Anekdote aus der jüngsten Vergangenheit erheitert: „Mein ungewöhnlichstes Spritzen-Erlebnis war auch die Spritze zur Auslösung des Eisprungs um 18:00 Uhr zwischen zwei Meetings. Dazu habe ich meine in der Tupper-Box getarnte Spritze aus dem Office-Kühlschrank geholt, mich in die Damentoilette geschlichen und saß dann nach fünf Minuten mit der Nadel im Bauch im Dunkeln. Das Licht geht dort automatisch aus und lässt sich nur durch Bewegung im Vorraum wieder einschalten. Zum Glück kam keiner rein und hat mich wild wedelnd mit Spritze im Bauch gesehen."

Herrlich! Solange es einem nicht selber passiert, ist das eine großartige Szene.

Und wenn ich schon bei meiner Sieben-Tage-Freundin bin, ein anderes Erlebnis ist mindestens genauso witzig. Ihr Mann konnte sie nach der Follikelpunktion aus beruflichen Gründen nicht vom Kinderwunschzentrum abholen. Also bat sie ihren Schwiegervater, das zu übernehmen. Sie vereinbarten, dass sie ihm per SMS Bescheid geben würde, sobald sie die Uhrzeit ihrer Entlassung erfahren hätte.

„Wenn du zu früh dran bist, weil du schnell einen Parkplatz gefunden hast, dann komm einfach hoch. Im Wartezimmer gibt es eine Espressomaschine“, waren ihre gut gemeinten Worte. Ihr Schwiegervater ist Espressojunkie und ließ sich das nicht zweimal sagen. Er gönnte sich also ein Heißgetränk im Wartezimmer, eine Sprechstundenhilfe brachte meine Freundin dorthin, die ihn mit Küsschen links, Küsschen rechts und „es ist alles gut gegangen“ begrüßte, und beide zogen von dannen.

Erst abends wurde meiner Freundin klar, wie das auf die Handvoll anderer Frauen im Wartezimmer gewirkt haben musste: Ein älterer Herr im Fruchtbarkeitszentrum mit einer Mittdreißigerin … braucht da jemand auf seine alten Tage ein wenig medizinische Unterstützung?

Ach ja, ein wenig Komik ist zur Abwechslung ganz erfrischend. Eigentlich bin ich zurzeit oft wütend, da tut mir etwas zum Schmunzeln gut.

Wütend bin ich vor allem auf meine Mitmenschen, die so wenig Taktgefühl haben wie rohe Kartoffeln. Bisher dachte ich, es sei ein absolutes No-Go, eine Frau zu fragen, ob sie schwanger sei. Doch die Realität belehrt mich eines Besseren. Innerhalb eines halben Jahres bin ich sechsmal direkt gefragt worden, ob ich wieder schwanger sei. Dazu kommen viele Situationen, in denen mein Gegenüber mehr oder weniger subtil versucht hat herauszufinden, wie wir denn zum Thema zweites Kind stünden.

Das I-Tüpfelchen ist dann der Kommentar meiner Tante Bärbel gewesen. Sie wohnt nicht in München, ist aber ein-, zweimal im Jahr zu Besuch. Unser Verhältnis ist neutral, mit Sicherheit nicht innig. Diesmal hat es sich so ergeben, dass sie zum Chorkonzert kommen konnte.

In der Pause geselle ich mich zu meinen Leuten. Als ich Bärbel begrüße, grinst sie mich an und sagt: „Ich habe eben deine Eltern gefragt, ob du und Jonas wieder ein Kind bekommt. Aber anscheinend ist nur dein Kleid unvorteilhaft geschnitten."

Perplex und zu absolut keiner spontanen Antwort imstande zucke ich verunsichert mit den Schultern und schaue einmal in die Runde. Da stehen meine Eltern, meine Schwiegereltern, mein Bruder samt Freundin und etwas abseits zwei frühere Arbeitskollegen. Hoffentlich haben das nicht alle gehört. Noch Wochen später werden mir schlagfertige Antworten einfallen, die ich ihr gerne an den Kopf geworfen hätte.

Das fragt man nicht, außer die Betroffene spricht es von sich aus an!!!

Langsam habe ich es satt, höflich und humorvoll auf solche verbalen Fehltritte zu reagieren. Der oder die nächste, die etwas vom Kinderkriegen zu mir sagt, wird von mir geschüttelt, statt einen Spruch zu hören wie: „Das ist uns jetzt parallel zum Hausbau zu früh."

Beflügelt von meiner Idee mit den dünneren Kanülen überlege ich mir für den Tag der Punktion eine weitere Neuerung. Für die Vollnarkose muss ein Zugang gelegt werden, durch den das Betäubungsmittel aus dem Tropf in meine Ader fließen kann. Leider sind meine Adern nicht nur fürs Blutabnehmen ungeeignet, sie machen sich sogar gänzlich unsichtbar, wenn jemand versucht, mir einen Zugang zu legen.

Im März habe ich mich darauf beschränkt, dem Anästhesisten gleich zu Beginn zu sagen, dass es manchmal schwer ginge mit meinen Adern und er schon mal anfangen könne zu suchen. Das fand der junge Mediziner offensichtlich putzig und machte sich amüsiert-motiviert an die Arbeit. Als er an der dritten Stelle seine Nadel immer noch nicht korrekt in meinem Handrücken oder meiner Armbeuge stecken hatte, ließ er sich von jemand anderem helfen und siehe da: Beim fünften Versuch war alles an Ort und Stelle.

Vorher mehr zu trinken, damit die Adern besser gefüllt sind, ist keine Option, da ich nüchtern zur Vollnarkose erscheinen muss. Also habe ich mir dieses Mal etwas Neues überlegt. Ich ziehe mir bis direkt vor Beginn Handschuhe an, denn warme Hände sind besser durchblutet. Doch dieser Einfall hilft nicht viel. Die schüchterne kleine Dame im Kittel stochert erfolglos an meinem Handrücken herum, bis ein Arzt mit Ziegenbärtchen ihr die Arbeit abnimmt. Und der macht es wirklich großartig. Ganz mühelos platziert er die Kanüle in meiner Armbeuge. Es geht schnell und ist fast nicht zu spüren.

Die Ausbeute dieser Punktion sind vierzehn Follikel, aus denen dreizehn reife Eizellen gewonnen werden können. Im Labor gelingt es, elf Eizellen davon zu befruchten. Fünf werden direkt weiterkultiviert und sechs kryokonserviert. Es ist für uns eine enorme Erleichterung, dass vielversprechende Zellen eingefroren werden können. Wir befinden uns im letzten von der Krankenkasse bezuschussten Versuch und bekommen so noch eine weitere Chance, falls wir in zwei Wochen ein negatives Testergebnis erhalten sollten.

Inzwischen verstehe ich die Haltung meiner Bettnachbarin Martina und ihres Mannes im Oktober 2011 sehr gut, über die ich damals den Kopf geschüttelt habe. Klar ist es schön, wenn Jonas jeden meiner Schritte auf dem Weg zur Schwangerschaft begleitet. Müsste er allerdings dafür wichtige Termine sausen lassen oder ein Babysitter für Max organisiert werden, dann stünde das nicht im richtigen Verhältnis.

Es ist toll gewesen, dass Jonas beim ersten Mal fast durchgehend bei mir gewesen ist und ich so im Ruheraum in der ungewohnten Situation mit meiner Unsicherheit nicht allein gelassen gewesen bin. Andererseits ist es für die anderen Patientinnen leicht befremdlich gewesen, in der gleichen Situation einen fremden Mann mit im Raum gehabt zu haben.

Abgesehen von seiner beruhigenden und aufmunternden Wirkung auf mich, kann Jonas vor Ort nichts beeinflussen. Weder mein gesundheitliches Befinden nach der Narkose noch der Zustand meiner mittlerweile extrakorporal aufbewahrten Eizellen werden sich ändern, falls er sich für mehrere Stunden an meine Seite setzt. Dazu kommt, dass ich die Behandlungsschritte jetzt besser verstehe und entspannter bin.

Also ist es für uns die ideale Lösung, dass er den Tag frei nimmt, Max zur Tagesmutter bringt, um zehn Uhr im Kinderwunschzentrum sein Sperma abgibt, wieder nach Hause fährt und mich mittags abholt. Ich habe beim Warten so viel in einem Buch gelesen wie seit einer gefühlten Ewigkeit nicht mehr. Diesmal liegt der

Termin so, dass wir anschließend gemütlich Max abholen und heimfahren können, ohne uns für irgendjemanden irgendeine Geschichte ausdenken zu müssen.

Weniger passend ist der Tag, für den der Embryotransfer angesetzt wird. Jonas wäre gerne dabei, hält aber an diesem Dienstag einen wichtigen Vortrag in der Arbeit.

Es ist schon so etwas wie eine Tradition: Die Ärzte halten beim Transfer eine Überraschung bereit.

Natürlich halte ich mich streng ans gewohnte Schema und gehe direkt bei der Ankunft auf die Toilette. Als ich mich beim Empfang melde, fragt mich die Sprechstundenhilfe: „Waren Sie auf der Toilette?"

Stolz sage ich: „Ja."

Sie macht ein betrübtes Gesicht: „Das habe ich befürchtet. Die Ärzte geben noch nicht immer die neuen Zettel raus. Inzwischen sollen die Patientinnen nicht mehr aufs Klo gehen. Sie sollen sogar vor dem Transfer extra viel trinken. Das brauchen wir für den Ultraschall."

Mir ist schleierhaft, was sie damit meint.

„Welchen Ultraschall?", frage ich.

„Neuerdings wird beim Transfer mit Ultraschall zugeschaut. Hier, trinken Sie das", fordert sie mich auf und gibt mir eine Wasserflasche mit ins Wartezimmer.

Gehorsam leere ich einen Dreiviertelliter Wasser in drei Minuten. Aber ob das so schnell in der Blase ankommen wird?

Natürlich nicht.

Die stets freundliche Laborärztin, die ungefähr mein Alter hat und sich sehr freut, wenn sie Max im Vorbeigehen sieht, wird anscheinend zurzeit für den Transfer-

Ultraschall angelernt. Herr Dr. R. führt den Transfer durch und gibt ihr währenddessen Anweisungen, wie und wo sie das Gerät auf meiner Bauchdecke halten soll. Da jedoch meine Blase zu leer ist, erhalten sie kein gutes Bild von der Gebärmutter. Die nette Ärztin ist sichtbar geknickt, weil der Monitor nur schummrige schwarz-weiße Muster zeigt. Ich verspüre unwillkürlich das Bedürfnis, sie zu trösten.

„Leider wusste ich das mit dem Trinken nicht“, sage ich zu ihr. „Sonst wäre das sicher genau richtig so.“

Sie nimmt es mir nicht übel und merkt noch an, dass ich heute schon die dritte Frau sei, bei der es aus demselben Grund nicht klappe mit den Ultraschallbildern.

Herr Dr. R. erklärt mir, dass andere Zentren gute Erfahrungen mit dem Ultraschall beim Transfer gemacht hätten, deshalb würden sie diese Vorgehensweise hier nun ebenfalls einführen. Auf diese Art könne man genauer zielen und die Embryonen möglichst gegenüber vom Muttermund platzieren, um eine Plazenta praevia zu vermeiden – das teilweise oder komplette Verdecken des Muttermundes durch den heranwachsenden Mutterkuchen (Plazenta).

Also werden mir zwei Embryonen (mehr haben es von den fünf kultivierten nicht überstanden) wie bisher ohne Sichtkontrolle zurückgegeben. Beide haben das Blastozystenstadium noch nicht erreicht, obwohl der Transfer wieder erst nach fünf Tagen durchgeführt wird. Auch dieses Mal bekomme ich ein Bild von den zwei Zellknäueln mit nach Hause. Demnächst kann ich eine Fotoausstellung von meinen nicht geborenen Kindern machen, denke ich sarkastisch.

Wieder einmal heißt es: kein Sushi, kein schwarzer Tee, kein Alkohol, kein Kaffee, keine Salami aufs Frühstücksbrot, und so weiter, und so weiter.

Jonas und ich führen uns abends vor Augen, was bei uns gerade sehr gut läuft, um ein Abgleiten in negative Gedanken zu vermeiden.

Beruflich sitzt Jonas seit eineinhalb Jahren fest im Sattel und hat in seiner Stellung eine gute Zukunftsperspektive. Meine kleine Selbstständigkeit macht mir Spaß und lässt sich gut mit allem drum herum vereinbaren.

Niemand in unserem nahen Verwandten- und Bekanntenkreis leidet an einer schweren Krankheit.

Über die Krabbelgruppe von Max habe ich ein paar Freundschaften mit anderen Müttern geschlossen – meistens treffen wir uns mit den Kindern einmal die Woche nachmittags bei einer von uns zuhause. Das sind sehr schöne Treffen.

Unsere Baustelle entwickelt sich weiterhin prächtig. Das Mauerwerk und das Dach inklusive Dachziegeln und einem Großteil der Dämmung sind fertiggestellt. Ich treffe mich sogar bereits mit verschiedenen Gartengestaltern, um Angebote einzuholen. Jonas fotografiert fleißig Leer- und Lüftungsrohre im unverputzten Mauerwerk, damit wir deren Positionen nachsehen können, sollte das später einmal von Interesse sein.

Max ist kürzlich zwei geworden und findet Baustellen toll. Vor allem solche, auf denen Bagger oder Radlader arbeiten. Wir freuen uns, dass unser häufiges Lieder Vorsingen beim Autofahren oder zum Einschlafen Früchte trägt. Max singt manchmal auf seine Weise, aber erkennbar „Backe, backe Kuchen“ oder „Hänschen klein“. Im Puzzeln ist er toll. Neuerdings entwickelt er eine große Leidenschaft für Maultaschen und ähnliche Suppeneinlagen – eine Vorliebe, die er mit vier übrigens immer noch haben wird … leider gepaart mit einer seiner anderen Angewohnheiten: Einschlafen geht nur, wenn Jonas oder ich dabei bleiben, bis er wirklich schläft. Und das kann locker mal eine halbe bis Dreiviertelstunde dauern.

Im Sommer vergehen die Tage irgendwie schneller, habe ich das Gefühl. Obwohl sie ja eigentlich länger sind. Die Vormittage verbringe ich mit meinen diversen Aufgaben, nach der Tagesmutter lande ich mit Max oft bei einer benachbarten Großbaustelle und anschließend auf einem Spielplatz. Daheim folgen dann meist nur noch das Abendessen und eine kurze Spielzeit vor dem Einschlafmarathon. So vergeht die Wartezeit bis zum Schwangerschaftstest dieses Mal wie im Flug.

Es hätte ein triumphaler Tag werden können, der Tag des Schwangerschaftstests. Morgens gehe ich zur Blutabnahme und nachmittags werden wir mit Familie, Freunden und Handwerkern unser Richtfest feiern. Wie genial es wäre, unsere Leute durch den Rohbau zu führen und insgeheim zu wissen, dass in weniger als einem Jahr durch diese Räume ein kleines Baby krabbeln wird. Naja, zumindest auf einer Krabbeldecke im Wohnzimmer liegen wird. Okay, auf meinem Arm – denn nirgends sonst fühlt es sich tagsüber wohl – überall mit hingetragen wird.

Doch diese Freude ist uns nicht vergönnt. Mittags ruft mich Herr Dr. R. an und teilt mir das negative Testergebnis mit.

Am liebsten würde ich das Richtfest absagen. Oder nicht hingehen. Glücklicherweise besteht Jonas darauf, dass ich keinen Rückzieher mache. Das Richtfest wird zur besten Ablenkung, die ich an diesem Tag haben kann. Die zahlreichen Gespräche und bewundernden Kommentare unserer Freunde muntern mich auf. Ich verspüre wieder Vorfreude auf das fertige Haus und lasse Gedanken an Hormone, Zyklen und ähnliche Dinge fürs Erste nicht zu.

Leider verpufft die aufputschende Wirkung binnen weniger Tage.

Am schlimmsten für mich, besonders intensiv nach negativen Schwangerschaftstests, ist die Ungewissheit, die mein täglicher Begleiter geworden ist. Oft lauert sie nur am Rande meines Bewusstseins. Das sind Tage, an denen ich abgelenkt bin, viel zu tun ist, an denen ich schöne Erlebnisse habe.

An anderen Tagen wiederum gerate ich ins Grübeln und gelange in eine Gedankenspirale, aus der ich mich erst wieder befreien muss. Am hilfreichsten dabei ist der Gedanke, dass es ja schon einmal geklappt hat. Max ist der lebendige Beweis dafür, dass künstliche Befruchtung für uns funktioniert und dass Jonas und ich Kinder haben können. Ohne diese Gewissheit würde es oft sehr schwer, wieder in positiveres Fahrwasser zu kommen.

Emotional ist alles dabei: Neid auf andere Familien, die es mit dem Kinder Zeugen einfacher haben, Erschöpfung nach den bisherigen Unternehmungen, die noch nicht zum Erfolg geführt haben, Wut auf unser Schicksal, Angst, dass mir die Energie ausgeht, falls wir noch mehr Rückschläge erleben sollten, und eine fürchterliche Panik, dass wir im Moment ein Haus bauen, das genau genommen Platz für sogar drei Kinder hätte, in das wir jetzt bald aber zu dritt einziehen werden und in dem wir am Ende zu dritt bleiben könnten.

Diese Panik schnürt mir den Hals zu und lässt meinen Magen verkrampfen. Sie treibt mir in Sekundenschnelle Tränen in die Augen und lähmt mich bei allen alltäglichen Belangen. Die Vorstellung, dass unser Haus fertig sein könnte, bevor ich wieder schwanger bin, ist für mich eine der schlimmsten Belastungen. Jeden Tag wäre dieses Gebäude das Sinnbild dafür, dass unsere Familie nicht komplett ist und es vielleicht nie sein wird.

Wie soll ich das zweite Kinderzimmer nennen, wenn Freunde zu Besuch sind? Natürlich ist es ein zweites Kinderzimmer. Wie viele Arbeitszimmer kann so ein Haus schon haben? Jedem Gast würde ich sagen, dass hier einmal Kind Nummer zwei wohnen wird, und fast jeder Gast wird fragen, wann es denn so weit sein soll.

Ich kann dieses Gespräch nicht führen! Ich will niemanden anlügen, nicht gute Miene zum bösen Spiel machen, nicht irgendwelche Ausflüchte finden. Nicht einmal den Hausbau werde ich künftig als Grund nennen können, das zweite Kind noch etwas aufzuschieben. Das Haus wird dann ja fertig sein – ein ständig sichtbares Mahnmal für die Unvollständigkeit unserer Familie.

Tagsüber suche ich Fliesen und Wandfarben aus, abends liege ich wach und werde von unserem künftigen Zuhause verhöhnt. Bitte, bitte, bitte, es muss vor dem Umzug klappen!

Jonas möchte ich mit diesen Tiefs beziehungsweise dem konkreten Grund dafür so wenig wie möglich belasten. Er würde alles auf sich beziehen und sich die Schuld daran geben, dass ich in dieser Situation stecke. Dann wären wir zwei niedergeschlagene Menschen und keinem wäre geholfen. Ihn brauche ich als positiven Gegenpol, wenn ich selber schlecht drauf bin.

Wahrscheinlich wäre es gut, jemanden außerhalb der Familie zu haben, um über meine Ängste zu sprechen. Doch ich will mich niemandem anvertrauen. Und was könnte jemand anderer schon groß Neues sagen? Die Hoffnung aufrechterhalten, nicht aufgeben, anderen geht es genau so, es gibt viele Wunder, es hat ja schon mal geklappt, …

Versuch 2.5 – Ein Kryo-Embryo entwickelt sich zu einer Blastozyste

Ein Muttermal muss raus. Kein Thema, ich habe ja genug. Aber: Es ist Dienstag und bereits seit Freitag rechne ich stündlich mit dem Einsetzen meiner Periode. Ich weiß nicht, ob die Betäubungsspritze für das Herausschneiden vielleicht bedenklich für Schwangere ist. Nicht dass ich ernsthaft daran glaube, schwanger zu sein. Doch die Wunder ersehnende Hoffnung besteht trotzdem. Immer wieder hört man von Paaren, die nach etlichen Versuchen mit künstlicher Befruchtung aufgegeben haben und die danach ganz natürlich Eltern geworden sind.

Doch während ich mich so reden höre, als ich der Hautärztin die Situation kurz zusammenfasse, denke ich, wie unwahrscheinlich das wäre. Eigentlich geht es nur darum, wieder mal einen oder zwei Tage abzuwarten, meine Tage zu bekommen und danach den diesmal fünften Versuch zu starten.

Da die örtliche Betäubung für das Entfernen des Muttermals laut Ärztin unbedenklich sei und sie eher Sorgen hätte, ich würde mit diesem Muttermal schwanger, stimme ich dem Eingriff zu. Zehn Tage später erhalte ich die Information, dass das Muttermal unbedenklich war.

Ich weiß auch nicht, warum ich zwischendurch noch diese Anfälle von Positive Thinking habe. Selbst nach so langer Zeit und dem Befund unserer Ärzte, nach dem eine natürliche Empfängnis nahezu ausgeschlossen ist, rechne ich in den medikamentenfreien Zwischenmonaten mit, wann die fruchtbaren Tage sind, und möchte diese Chancen nicht ungenützt verstreichen lassen. Nicht jedes Mal. Aber dieses Mal halt schon.

Den neuen Kryozyklus beginne ich im September 2014 mit viel Energie. Es hat in den vergangenen Wochen einige ereignisreiche Tage gegeben. Aus vielen Situationen bin ich gestärkt hervorgegangen: Ich bin auf der Baustelle keine Kompromisse eingegangen. Meinem was das Arbeitsvolumen angeht etwas übergriffigen Auftraggeber habe ich öfter Paroli geboten und schöne berufliche Erfolge erzielt.

Außerdem hat Max mir unwissentlich zu einem neuen Mantra verholfen: Kürzlich bin ich mit ihm in unserer zu diesem Zeitpunkt sehr chaotischen Küche gestanden, um Pfannkuchenteig zu machen. Planlos habe ich das Kuddelmuddel betrachtet, zwischen das ich die Küchenwaage und die verschiedenen Zutaten für den Teig gepuzzelt hatte. Weniger als ernst gemeinte Frage, eher wie einen Stoßseufzer habe ich gesagt: „Wie mach ma jetzt des?"

Absolut trocken und geradeheraus hat Max geantwortet: „Anfangen."

Dieses coole, vom großen Aufwand des Unterfangens völlig unbeeindruckte „anfangen" ist bei mir hängengeblieben und hat sich in meinem Kopf zu einer Signalkelle manifestiert, die gezückt wird, sobald eine Aufgabe mich zu übermannen droht.

Und so heißt es nun also „anfangen" mit dem fünften Versuch. Zur Abwechslung gibt es mal gar nichts Neues. Alles läuft nach Schema Nullachtfünfzehn.

Vier Tage bevor unsere eingefrorenen, befruchteten Eizellen aufgetaut werden, lädt mich eine drei Jahre ältere Schulfreundin zu einem Mädelsbrunch ein. Der große Esstisch in ihrer Wohnung ist von einem Dutzend gackernder Hühner besetzt.

Zwischen amüsiert und abgeschreckt schwankend, verfolge ich gegenüber von mir eine Unterhaltung, die eine abgezehrt wirkende Mutter zweier Kinder dominiert. Binnen weniger Minuten erfährt ihre Gesprächspartnerin – und aufgrund ihrer schrillen Stimme auch jede andere im Raum –, wie schwierig es sei, dass ihr Mann so viel arbeite und deshalb wenig im Haushalt mithelfe, wie unverhältnismäßig teuer der Krippenplatz sei, den sie bezahlen müssen, weil sie selbst wieder arbeite, wie stressig sowieso alles rund um die Kinderversorgung sei (herrlich anschaulich schildert sie die berüchtigten Kinderkleider-Flohmärkte als wüste Kampfzonen), … yada, yada, yada. Sie redet sich immer mehr in Rage, bis sie schließlich mit hochrotem Kopf nach Luft schnappen muss.

Es läuft doch alles sehr gut bei uns, denke ich mir. Sekunden später gerate ich trotzdem kurz aus der Fassung, als unsere Gastgeberin an ihr Glas klopft und uns alle willkommen heißt.

„Wie schön, dass ihr alle da seid“, beginnt sie. „Ich wollte die Tradition der letzten zwei Jahre fortsetzen und wieder ein Gegenprogramm zum Oktoberfest machen. Jetzt trifft es sich aber noch aus einem anderen Grund gut, dass ich euch versammelt vor mir habe. Vielen von euch habe ich schon davon erzählt, wie schön es war, als ich im Sommer mit Michaela zwei

Wochen fernwandern war. Für die, die sie noch nicht kennen, Michaela sitzt hier drüben.

Bevor es losging, habe ich sie inständig gebeten: ‚Werd nicht noch kurz vorher schwanger von deinem neuen Schwarm, diese Wanderung will ich unbedingt machen.' Und was soll ich sagen? ICH bin schwanger zum Wandern gekommen und habe es erst unterwegs herausgefunden! Im März bekommt unser Tobias ein Geschwisterchen."

Aufgeregtes Gackern von allen Seiten.

Eisiges Schweigen auf meinem Stuhl.

Tobias wird in zwei Wochen ein Jahr alt. Das wird dann ein Altersunterschied von ungefähr achtzehn Monaten sein. Das muss man erst mal hinkriegen. Okay, wenn sie eh ein zweites Kind gewollt haben und sie schon fast vierzig ist, haben sie sicher nicht lange warten wollen. Aber dass es bei den anderen so ruckizucki gehen kann, ist einfach unfair.

Stopp, Signalkelle hoch! Ich bin doch im positiven Modus. Und schon bald besteht die Chance, dass wir ebenfalls wieder eine solche Nachricht verkünden dürfen. Ich gratuliere ihr und freue mich für sie. In den Jahren, bevor sie ihren jetzigen Mann kennengelernt hat, hat sie zwei sehr schwere Schicksalsschläge wegstecken müssen. Es ist schön zu sehen, wie glücklich sie wieder ist.

„Wie sieht es denn bei dir aus, Ann?", fährt sie fort.

Ich erstarre. Das kann doch jetzt nicht wirklich passieren, so vor allen anderen Frauen. Zum Glück will sie auf etwas anderes hinaus.

„Wir haben noch eure ganzen Babyklamotten ausgeliehen. Dürfen wir die gleich weiter behalten? Oder steht dem etwas im Wege?"

Augenzwinkern bei ihr.

Schnappatmung bei mir.

„Ja, die könnt ihr gerne weiter behalten. Klar. Ich bin sowas von nicht schwanger. Unsere Baustelle ist unser Baby. Ich bin froh, dass sie uns vor dem Umzug nicht im Weg umgehen."

Sollte unser aktueller Kryozyklus erfolgreich sein, dann würde ich nach der üblichen Berechnung der Schwangerschaftswochen ab Periodenbeginn heute in der zweiten Woche sein. Verrückte Welt.

Die anderen Hühner gratulieren eifrig weiter, während die werdende Mutter sich kokettierend darüber erstaunt zeigt, dass es überhaupt dazu hat kommen können, wo sie und ihr Mann doch beide wieder arbeiten würden und kaum Zeit hätten, überhaupt mal miteinander zu reden, geschweige denn zu …

Schrill tönt die Kampfhenne von vorher: „Das heißt, du hattest immerhin Sex. Ja, wenigstens einmal. Das ist mehr als ich von mir behaupten könnte."

Neben mir sitzt eine frühere Kameradin aus dem Turnverein, zu der mein Kontakt schon lange abgebrochen ist. Damals habe ich sie beneidet, weil sie nebenbei ein paar Mal als Model gearbeitet hat. Sie unterhält sich gedämpft mit ihrer Tischnachbarin, der Wander-Michaela, über das schnelle Babyglück der Gastgeberin. Zwischen Bagel und Kaffee raunt sie Michaela bedrückt zu: „Ich weiß nicht, ob es bei uns überhaupt geht."

Langsam kriege ich Verfolgungswahn. Nirgends bin ich vor unerfüllten Kinderwünschen sicher. Andererseits: Was sagt die Statistik? Jedes siebte Paar hat

Schwierigkeiten, ohne medizinische Hilfe schwanger zu werden. Hier sitzen dreizehn Frauen. Dann sind sie und ich anscheinend die Quoten-Unfruchtbaren.

Eine gute Woche nach diesem Wechselbad der Gefühle findet am frühen Nachmittag der Transfer statt.

Zum Abschied sage ich an der Wohnungstüre zu Jonas: „Ich geh‘ jetzt unser Baby abholen.“

Jonas antwortet: „Und ich hol’ dann das große Baby ab.“

Wieder gehe ich alleine zum Embryotransfer. Die Uhrzeit unseres Termins liegt so ungünstig, dass zeitgleich Max bei der Tagesmutter Schluss hat. Jonas hat sich den Tag freigenommen, um das Abholen und das Nachmittagsprogramm zu managen.

Diesmal habe ich daran gedacht, zum Mittagessen ausreichend zu trinken und nicht auf die Toilette zu gehen. Sicherheitshalber leere ich vor Ort noch einen Dreiviertelliter Wasser. Vor und nach mir sind noch andere dran. Ich sehe ein Paar in inniger Umarmung, bevor die beiden aufgerufen werden.

Die Frau, die nach mir drankommen wird – sie ist ebenso mit einer Wasserflasche bewaffnet –, spricht mich an: Ob ich neulich schon hier gewesen sei mit meinem kleinen Sohn?

Ich erinnere mich. Das ist an dem Tag gewesen, als wegen Krankheit ein Arzt zu wenig im Dienst gewesen ist und ich für einen acht Minuten dauernden Termin von 8:50 bis 10:50 Uhr warten und dabei Max bei Laune halten musste. Unser munteres Treiben hat die andere Patientin damals beobachtet.

Sie ist recht mitteilsam, was selten ist. Die Geheimniskrämerei rund um den Kinderwunsch zieht sich normalerweise auch durch die Wartezimmer der Kinderwunschzentren. Obwohl hier jede ein sehr ähnlich gelagertes Thema hat, weicht man sich allein schon mit den Blicken möglichst aus.

Melanie ist 45 Jahre alt und hat heute ihren ersten Transfer. Bei ihr ist nur eine Eizelle punktiert worden, deshalb wird diese ihr bereits nach drei Tagen zurückgegeben. Weil mich die Frage beschäftigt, erkundige ich mich, wie sie denn die vielen Termine mit ihrem beruflichen Alltag vereinbare.

Sie sei selbstständig und habe ihren Kunden gesagt, dass sie für eine gewisse Dauer keine Aufträge annehmen und bearbeiten werde, antwortet sie mir. Sic wisse genauso wenig, wie andere das regeln.

Ob ich auch solche Probleme mit den Medikamenten gehabt hätte, will sie von mir wissen. Ihr sei von den Spritzen regelmäßig schummrig geworden. Einer Bekannten von ihr, die ebenfalls in Kinderwunschbehandlung ist, sei es sogar noch schlechter ergangen. Sie habe unter anderem eine sehr schlechte Gesichtshaut bekommen.

Vergleichbare Probleme habe ich nicht gehabt. Was uns aber alle ereilt hat, war der aufgeblähte Bauch, der uns nach jedem Tag Spritzen noch speckiger vorgekommen ist.

„Für die Spritzen habe ich mir meine Nachbarin geholt", gesteht Melanie. „Ich glaube, ich könnte sogar ein Schwein schlachten. Aber die Vorstellung, eine Nadel in die eigene Haut …"

Ich werde aufgerufen. Sie wünscht mir viel Glück.

Ist es das wunderschöne, sonnige Wetter draußen oder die Tatsache, dass Oktoberfest ist? Jedenfalls ist

Frau Dr. B. geradezu euphorisch, als ich drankomme. Schnell wird klar, weshalb sie so gut gelaunt ist. Sie freut sich, dass einer der beiden Embryonen sich zu einer Blastozyste entwickelt hat, und zeigt es mir auf dem Foto. Ihre Begeisterung wird noch größer, als klar wird, dass meine Blase ausreichend gefüllt ist.

Die nette Laborärztin mit der Transfer-Ultraschall-Zusatzqualifikation ist ganz hingerissen von der Klarheit des übertragenen Bildes. Es scheint auch für sie ein großer Moment zu sein. Seit Juli ist sie deutlich geschickter geworden.

Nun können Frau Dr. B., ihre Kollegin und ich auf dem Monitor verfolgen, wie der Schlauch des Katheters an den Eingang der Gebärmutter und in sie hinein geführt wird und die Flüssigkeit mit den zwei Embryonen in die Gebärmutter gelangt. Im Ultraschallbild sieht das aus wie eine hell strahlende Stelle, die plötzlich erscheint. Ob ich wohl künftig von der „kleinen, strahlenden Sonne in meinem Bauch" sprechen sollte? Das wäre mir doch eine Stufe zu esoterisch.

Mit der salbungsvollen Stimmung ist spätestens Schluss, als der Druck auf meine Blase zunehmend stärker wird, während ich eine halbe Stunde lang versuche, auf einer Ruheliege möglichst entspannt und in mich gekehrt zu sein. Oh Mann, ich hoffe inständig, dass kurz darauf in der Toilette nur die gefühlt drei Liter Wasser verschwinden, die ich für den Ultraschall getrunken habe.

Nach diesem fünften Versuch bin ich besonders hoffnungsvoll. Die Qualität der Embryonen ist die beste von allen, die im vergangenen Jahr für Kind Nummer zwei zur Verfügung gestanden haben. Dass einer der zwei zu einer Blastozyste herangereift und der zweite auf dem Sprung dorthin ist, macht die Ausgangslage identisch mit der im Herbst 2011, als es mit Max geklappt hat.

Ich schwanke zwischen Begeisterung und Zurückhaltung. Aus Furcht vor einer zu großen Enttäuschung traue ich mich nicht, mich zu früh zu freuen. Den ganzen Tag kreisen meine Gedanken um dieses eine Thema.

Ich finde noch weitere Parallelen zu Max' Transfer. Endlich hat wieder Frau Dr. B. den Transfer durchgeführt. Sie hatte es auch vor drei Jahren bei Max gemacht. Und es ist damals ein ebenso schöner, sonniger Herbsttag gewesen. Ich habe vor, den Nachmittag wieder möglichst entspannt und liegend zu verbringen. Das habe ich die letzten Male nicht gemacht. Es soll ja angeblich überhaupt nichts bewirken. Ich denke aber, dass es mir gut tun wird, und werde es deshalb trotzdem machen.

Es besteht nur eine etwa zwanzigprozentige Chance, dass es klappt. Andererseits: Zwanzig Prozent ist eine Wahrscheinlichkeit von eins aus fünf. Betrachtet man das wie russisches Roulette, muss es heute klappen, weil es der fünfte Versuch ist und die ersten vier keinen Erfolg gehabt haben. (Ja, ich weiß, dass diese Argumentation mathematisch nicht haltbar ist!)

Ach ja, ein Gegensatz, den ich gleich mal positiv umdeute: Bei Max ist es der erste Versuch gewesen, diesmal soll es beim letzten klappen.

An den Tagen kurz vor dem Schwangerschaftstest ist nicht viel mit mir anzufangen. Am liebsten würde ich durchgehend auf dem Sofa sitzen und Serien schauen, um mich abzulenken. Diesmal muss es gut gehen. Mir war sogar einmal morgens leicht schlecht. Die letzte Woche ist nicht stressig gewesen und durch einen Feiertag und zwei Urlaubstage von Jonas war sie sehr familienorientiert.

Das Warten auf den Anruf wird schrecklich sein. Falls der Test positiv ist, bin ich dann sicher, dass es tatsächlich stimmt? Mit Gänsehaut denke ich an die fifty-fifty Situation vom Mai zurück.

Ich will wieder dieses Gefühl haben, dass ich ein großes Wunder in mir trage. Mit jemand etwas besprechen – beispielsweise das Muster, in dem die Fliesen in der Diele angeordnet werden sollen – und dabei eine kleine Stimme im Hinterkopf haben: „Ich weiß etwas, das du nicht weißt, und das ist viel wichtiger als alles, was wir hier beschließen!"

Die Energie, an ein mögliches Scheitern und die daraus resultierenden Folgen zu denken, können Jonas und ich nicht aufbringen.

Auf dem Weg zum Schwangerschaftstest bin ich nervöser als vor den Vollnarkosen. Ich habe extra viel getrunken, damit sicher genug Blut kommt. Erinnerungen an den Vormittag behalte ich kaum. Es ist eine Mischung aus Ablenkungsversuchen und dem Herbeisehnen einer positiven Nachricht. Wäre alles nach unserem schön strukturierten Plan vom Sommer 2012 gegangen, wäre jetzt bereits ein zwei bis drei Monate altes Baby Teil unserer Familie.

Max ist seit einiger Zeit extrem auf mich fixiert. Das würden wir völlig falsch deuten, wäre das Baby schon da. Dann würden wir denken, es sei Geschwisterneid. In Wirklichkeit ist es Teil einer Phase, die er durchmacht. Wenigstens haben wir diese Fehleinschätzung nun nicht getroffen.

Früher als erwartet kommt der Anruf aus dem Kinderwunschzentrum. Ich bin gerade mit dem Auto unterwegs und muss flugs in zweiter Reihe hinter einem Lieferwagen auf der Tegernseer Landstraße halten, um telefonieren zu können.

Es ist 12:20 Uhr. Zuerst höre ich im Hintergrund meine Lieblingssprechstundenhilfe: „Olé, olé, olé!", dann meldet sich die Laborärztin, die beim Transfer den Ultraschall bedient hat: „Können Sie sprechen?"

Sie spannt mich nicht lange auf die Folter. „Sie sind schwanger." Es bestehe kein Zweifel, der hCG-Wert sei sehr hoch.

Wie ich mich freue! Ich sage etwas Dankbares, sie redet noch weiter, ich weiß gar nicht mehr, was. Ich spüre nur, wie mein Herz immer stärker schlägt. Nicht schneller, sondern stärker, so als müsste man es sogar außerhalb von mir hören können. Meine Anspannung löst sich langsam in Erleichterung auf und dann kann ich nicht mehr verbergen, wie gerührt ich bin. Meine nächsten Worte sind tränenerstickt.

Nach diesem Telefonat bin ich noch gefasst genug, Jonas in der Arbeit anzurufen. Er hebt innerhalb einer Sekunde ab und ist sehr bewegt. Er verspricht, so früh wie möglich heimzukommen.

Danach kann ich nicht mehr an mich halten, die Tränen kommen wie eine Springflut. Meine Knie zittern. Ich sitze am Steuer in zweiter Reihe, links von mir stoppen manchmal Autos, wenn weiter vorne rot ist und sie warten müssen. Für die Fahrer bin ich sicher ein interessanter Anblick. Mein Gesicht ist mittlerweile rot und verquollen. Ich schere mich nicht darum. Endlich sind es keine Tränen der Enttäuschung, die fließen. Ich lasse die ganze Anspannung, Gereiztheit, Unzufriedenheit raus. Es hat wieder geklappt. Unser so lange ersehntes zweites Kind ist auf dem Weg.

Es dauert eine ganze Weile, bis ich mich wieder für verkehrstüchtig halte und nach Hause fahre. Der Rest des Tages vergeht wie in Trance. Als Jonas abends heimkommt, schenkt er mir ein kleines Kinderbuch, das für Zwei- bis Vierjährige erzählt, wie ein Junge eine kleine Schwester bekommt.

Wir wollen Max zunächst noch nichts von der Schwangerschaft erzählen. Die jetzige Hochstimmung sollte uns nicht dazu verleiten, mögliche künftige Komplikationen zu verdrängen. Fürs Erste möchten wir Max mit diesem Buch allgemein mit dem Thema vertraut machen. Nachdem Max eingeschlafen ist, halten wir uns lange im Arm und weinen gemeinsam.

Am nächsten Morgen fühle ich mich so, als hätte ich über Nacht einige Kilo an Gewicht verloren. Ich bin erleichtert und habe die Ungewissheit abgelegt, die mich nun seit fast genau einem Jahr begleitet hat.

Max schläft extra lang, bis sieben Uhr, und ist sehr umgänglich. Wir lesen gleich das neue Geschwisterchen-Buch. Nachdem ich Max bei der Tagesmutter abgegeben habe, fahre ich wieder ins Kinderwunschzentrum. Vor den letzten vier Transfers habe ich mir für den Fall, dass es klappt, gleich die weiterführenden

Rezepte mitgeben lassen. Dieses Mal habe ich es aus Aberglauben nicht gemacht.

Es ist sehr schön zu erleben, wie meine Lieblingssprechstundenhilfe sich mit mir freut. Gerne würde sie ein paar Kollegen dazu holen, aber jeder ist auf absehbare Zeit unabkömmlich oder nicht im Dienst. Sie kann sogar ein wenig plaudern, da erstaunlich wenig los ist. Ich mache es mir entspannt auf dem Stuhl bequem, auf dem ich bisher mit dem Blutabnehmen drangsaliert worden bin. Ich sage ihr, dass mir gestern ihr „olé, olé" im Hintergrund gleich ein gutes Zeichen gewesen sei.

Sie erzählt, wie sie gestern zu dritt mit Frau Dr. B. einen Freudentanz aufgeführt hätten, als das Ergebnis gekommen ist, und ausgelost hätten, wer mich informieren dürfe. Mir hängen schon wieder Tränen im Augenwinkel. Und sie sagt nochmal, was bereits gestern zwischen den Zeilen angeklungen ist, dass der hCG-Wert so hoch sei, dass sogar Zwillinge möglich wären: „Aber ich will Ihnen keine Angst machen."

Macht sie nicht. Diese Möglichkeit haben wir in Betracht gezogen. Sonst hätten wir nur einen Embryo zurücknehmen dürfen. Aus dem Arbeitszimmer kann im Ernstfall ein drittes Kinderzimmer werden. Alles darüber hinaus verdränge ich erst mal: ein größeres Auto, Zwillingskinderwagen, doppelte Schlaflosigkeit, doppelter Stillaufwand, …

In zwei Wochen werde ich wieder zum Ultraschall kommen, vermutlich wird man da schon sehen können, was Sache ist. Hauptsache schwanger! Wobei es mir seltsamerweise manchmal noch schwer fällt, mich wirklich als schwanger zu sehen. Nach der langen Zeit, die wir darauf gewartet haben, und nach den wiederholten Fehlschlägen bin ich mehr auf ein negatives als auf ein positives Ergebnis gepolt gewesen.

Ich muss unbedingt den Ultraschall sehen. Erst dann kann ich uneingeschränkt und rückhaltlos an unser Glück glauben. Das tägliche Progesteron verhindert, dass ich meine Tage bekomme. Wie damals bei Max ist mir auch diesmal nicht schlecht. Ich habe also wirklich nichts, was mir im Alltag beweist, dass die Schwangerschaft Realität ist.

Bevor ich mich wieder auf den Heimweg mache, sinniert die Sprechstundenhilfe darüber, wie sehr unerfüllter Kinderwunsch heute noch ein Tabuthema ist.

„Die Hemmschwelle ist so hoch, dass viele Paare es lange hinauszögern, sich medizinisch untersuchen zu lassen. Bis sie sich zum ersten Anruf bei uns durchringen, vergehen oft Jahre. Und bis sie den ersten Termin bekommen und alle Tests durch sind, vergehen wiederum ein Paar Monate. Sollten dann in der Behandlung erst einige Misserfolge zu verbuchen sein, sind viele Frauen Ende dreißig – ein Alter, in dem die Erfolgschancen stark abfallen."

Sie erzählt mir noch ein kurioses Beispiel für den Geheimhaltungsdrang: „Wir hatten vor zwei Jahren eine Patientin, die innerhalb ihrer Familie offen kommunizierte, dass sie mit ihrem Partner bei uns in Kinderwunschbehandlung war. Als sie eines Tages danach im Wartezimmer saß, kam ihre Schwägerin herein, die ebenfalls hier in Behandlung war. Sie hatte zu keinem Zeitpunkt ihre Verwandte wissen lassen, dass sie selbst mit ähnlichen Problemen zu tun hat, geschweige denn, dass sie sich in Behandlung befindet. Das war ein sehr befremdliches Zusammentreffen!"

Die zwei Wochen bis zum Ultraschall vergehen schnell. Bereitwillig nehme ich über den Tag verteilt die diversen Hormonpräparate in Tabletten-, Kapsel- und Pflasterform und fiebere dem Kontrolltermin entgegen. In der vorletzten Oktoberwoche sehen wir mit eigenen Augen die nicht anzweifelbare Bestätigung: Ich bin schwanger. Und es werden keine Zwillinge.

Unsere Euphorie ist riesig. Nachdem Jonas seit dem Bluttest keine Zweifel mehr gehegt hat, bin ich nun auch endlich zu hundert Prozent überzeugt und kann mich von meinen letzten geheimen Ängsten verabschieden.

Leider müssen wir bereits eine Woche später wieder zittern. Am Ende der sechsten Schwangerschaftswoche habe ich leichte Blutungen. Herr Dr. R. stellt fest, dass sich in meiner Gebärmutter ein Hämatom, also ein Bluterguss, gebildet hat. Er liegt zum Glück nahe am Muttermund, während sich der mittlerweile 6,3 Millimeter lange Embryo an der gegenüberliegenden Seite eingenistet hat. Das abfließende Blut muss seinen Weg also nicht am Embryo vorbei nehmen.

Für vier Tage liege ich mit eingeschränkter Bettruhe im Krankenhaus. Es soll erreicht werden, dass mein Körper das Hämatom abbaut, ohne dass der Erguss weiter anschwillt und damit den Embryo verdrängt. Nach meiner Heimkehr muss ich die eingeschränkte Bettruhe weiter einhalten.

Zusätzlich zur fortlaufenden Medikation erhalte ich deshalb in der Klinik und darüber hinaus für ein paar

Wochen regelmäßig Hormonspritzen. Für diese muss ich, weil ich mich möglichst wenig belasten soll und ich sie mir nicht selbst injizieren darf, mit dem Taxi zum Arzt fahren. Eines der im Beipackzettel benannten Anwendungsgebiete ist „drohender Abort".

Erst zwei Wochen nach der Blutung geben die Ärzte auf Basis der Ultraschallbilder Entwarnung. Langsam darf ich wieder mehr in Bewegung kommen. Endlich darf ich ganz normal schwanger sein.

In Folge dieser unerwarteten Entwicklung bleibt die Frühschwangerschaft dieses Mal nicht unser sorgfältig gehütetes Geheimnis. Es gibt keine feierliche Enthüllungsrede wie vor drei Jahren beim großen, familiären Weihnachtsfest.

Noch aus der Klinik heraus habe ich meine Eltern informiert. Jonas hat parallel dazu seine Eltern angerufen. Es galt zu organisieren, dass Max für eine zu diesem Zeitpunkt noch unbekannte Dauer nachmittags bei der Tagesmutter abgeholt und bis zu Jonas' Feierabend bei uns zuhause betreut würde. Ich bin auf dem Sofa zwar fürs Vorlesen, Singen oder für Gespräche zur Verfügung gestanden, konnte aber nicht wickeln, kochen oder auf dem Boden spielen.

Nach dieser Erfahrung erlebe ich die weiteren Schwangerschaftswochen wie unter Vorbehalt. Noch weit über das erste Trimester hinaus kann ich meinen Zustand nicht unbeschwert genießen. Mit Belastungen bin ich extrem vorsichtig und hebe nichts Schweres – nicht einmal Max, was ihm schwer zu vermitteln ist.

Obwohl wir längst allen, ob es sie interessiert oder nicht, von der bevorstehenden Familienerweiterung erzählen, nehme ich Glückwünsche nur verhalten entgegen. In meinem Hinterkopf wohnt ein kleines, penetrantes „Aber“: „Aber es könnte etwas schiefgehen.“

Es dauert ungefähr bis zur Halbzeit der Schwangerschaft, bis bei mir das Glücksgefühl überwiegt und das „Aber“ verschwindet. Im weiteren Verlauf der Schwangerschaft habe ich keine Beschwerden mehr.

Als wir erfahren, dass unser zweites Kind ein Mädchen werden wird, scherzen wir, dass sie Elsa oder Anna heißen sollte – weil sie doch aus der Kälte kommt.

Epilog

Es hat neun Monate gedauert, bis ich es geschafft habe, diesen Text fertigzustellen. Tagsüber standen mir oft nur Anna-Elsas halb- bis eineinhalbstündige Mittagsschlafzeiten zum Arbeiten zur Verfügung. (Nein, sie heißt nicht wirklich so!) Ich habe sogar über den Titel „Das Buch der halben Stunden“ nachgedacht, ihn aber aufgrund mangelnder inhaltlicher Aussagekraft wieder verworfen.

Spätabends konkurrierte nach dem vierzehnstündigen Arbeitstag als Mutter und Haus-wenigstens-besenrein-Halterin der Laptop mit dem Fernseher und einem bequemen Sofa, das ich mir mit Jonas teilen konnte. Wir alle wissen ja bereits, wie hoch der Serienkonsum in unserem Haushalt ist. Was soll ich sagen? Mal gewann das Sofa, mal gewann der Laptop.

Hinter mir liegen neun Monate, in denen ich mich intellektuell viel intensiver mit unerfülltem Kinderwunsch, künstlicher Befruchtung und den damit zusammenhängenden Fakten beschäftigt habe, als während unserer eigenen, überwiegend emotional geprägten Kinderwunschzeit.

Es war wieder ein Wechselbad der Gefühle.

Manchmal musste ich erstaunt den Kopf darüber schütteln, wie naiv wir an die ganze Sache herangegangen waren.

Sehr oft war ich stolz auf Jonas und mich und darauf, wie gut wir durch diese schwierigen Jahre gekommen sind. Das psychische Auf und Ab ist in Zahlen nicht messbar und über das Finanzielle habe ich bereits geschrieben. Doch ich habe noch meine persönliche Behandlungsstatistik erstellt: Ich habe 252 Mal daran gedacht, das Nasenspray zu verwenden, habe mir 108 Mal ein Medikament selbst in den Bauch gespritzt, hatte 4 Vollnarkosen und mir wurden in 6 Transfers 11 Embryonen übertragen. Das Ergebnis sind zwei wunderbare, gesunde Kinder.

Bei meiner Recherche für dieses Buch war ich hin und wieder irritiert. Zum Beispiel als ich über den Video-Wettbewerb stolperte, den eine amerikanische Kette von Fruchtbarkeitskliniken durchgeführt hatte: Das Sieger-Paar wurde mit einer kostenlosen IVF-Behandlung belohnt. Dafür musste es sich gegen dutzende andere Paare durchsetzen, die in ihren selbst gedrehten Videos eindringlich ihre Lage schilderten und erklärten, weshalb sie finanziell nicht selbst für die Behandlung aufkommen könnten. Die greifbare Verzweiflung und das flehende Bitten dieser Menschen, für sie zu stimmen, hinterließen mich ratlos. Einerseits fühlte ich mich in Sekundenschnelle zurückkatapultiert in unsere Situation und musste mit den Tränen kämpfen, andererseits wusste ich nicht, ob ich den Wettbewerb als letzte Chance für diese Paare positiv oder als ausbeutende Marketingmaßnahme als etwas Verabscheuungswürdiges werten sollte.

Dann stieß ich auch auf einige Themengebiete, auf denen ich mich inkompetent fühlte. Auch fand ich nicht die Zeit, mich hier ausreichend einzuarbeiten.

Meine Sieben-Tage-Freundin regte an, dass ich ein Kapitel über die Rolle von Ernährung und Entspannungstechniken zur Steigerung der Fruchtbarkeit integrieren sollte.

Sie meinte: „Erst auf meine Nachfrage hin sagte meine Ärztin, dass Nahrungsergänzungsmittel (nicht nur Folsäure) super wären und dass sie meine Idee, Coenzym Q10, Zink und Omega 3 zu nehmen, voll und ganz unterstütze. Laut ihr gibt es zahlreiche Studien, die zeigen, dass die Eizell- und Spermienqualität sehr stark positiv beeinflusst werden kann. Aber um die Paare finanziell nicht zu belasten, rät sie nicht proaktiv dazu."

Genauso wenig habe ich nach weiterführenden Informationen zu ihrer Theorie gesucht, dass sie vielleicht aufgrund einer unerkannten Glutenunverträglichkeit nicht schwanger wurde. Kurz vor ihrem Transfertermin las sie von dieser Möglichkeit und verzichtete sofort auf glutenhaltige Nahrungsmittel. Der eine zurückgegebene Embryo nistete sich ein und im Frühsommer 2017 erwartet sie ihr erstes Kind. Sie konnte wegen der Schwangerschaft keinen verlässlichen Zöliakietest durchführen lassen und hat deshalb keinen Beweis für diese Theorie. Also bleibt sie jetzt auf Verdacht bis zur Geburt weiter bei ihrer Ernährungsumstellung.

Über die Wahrscheinlichkeit, nach dem erfolgreichen Durchlaufen einer Kinderwunschbehandlung noch spontan schwanger zu werden, habe ich zu wenig Material gefunden. Es gibt eine Doktorarbeit zu diesem Thema[76], die auf jeden Fall deutlich macht, dass Verhütung nach einer erfolgreichen IVF oder ICSI angebracht ist, sollte man kein weiteres Kind planen.

Ausgespart habe ich auch das Thema „Mögliche Nebenwirkungen der Fruchtbarkeitsbehandlung". Wer sich darüber informieren will, muss dies mit

Hilfe anderer Quellen machen. Ich bin zum Glück davon verschont geblieben und war froh, dass ich nicht wusste, was mich alles hätte erwarten können. Natürlich kann es sehr ernst zu nehmende Nebenwirkungen oder Komplikationen geben. Allein die Tatsache, dass eine OP unter Vollnarkose stattfindet, stellt ein Risiko dar.

Rückblickend bin ich dankbar dafür, dass Jonas und ich trotz aller Rückschläge – beim Schreiben hatte ich sie wieder lebhaft vor Augen – nicht aufgegeben haben und wir ein zweites Mal dieses Wunder der modernen Medizin erleben durften.

Ich würde zwar andere Worte wählen, aber für uns gilt ebenfalls der Kommentar einer Fernsehjournalistin, die 2013 von der ersten Live-Übertragung einer Follikelpunktion und der anschließenden ICSI im US-amerikanischen Fernsehen berichtete. Während sie neben der Laborärztin stand, die unter dem Mikroskop eine Eizelle nach der anderen befruchtete, sagte die Reporterin: „You have now, for the first time ever on television seen a sperm go into an egg and that's modern ivf. That is cool stuff."[77]

Zum Jahreswechsel 2014/15 konnten wir unser neues Zuhause beziehen. Ein halbes Jahr lang gingen zwar noch vereinzelt Handwerker ein und aus, um das zu vollenden, was zur Übergabe noch nicht fertiggestellt worden war, doch das trübte unser Wohlbefinden in den eigenen vier Wänden nicht.

Im Juni 2015 kam unsere Tochter zur Welt. Endlich war unsere Familie komplett.

Max brauchte eine Weile, bis er mit der neuen Situation klar kam. Er entwickelte sich zu einem teils fürsorglichen, oft ungestümen und zugleich beschützenden großen Bruder. Mittlerweile, im Frühling 2017, ist er ein über viereinhalbjähriges Kindergartenkind, das tagsüber so groß ist, dass es eigene Verabredungen mit Freunden ohne Mama-Begleitung trifft, und das abends nur schlafen gehen will, wenn Jonas oder ich bei ihm liegen, bis es tief schlummert.

Seine Schwester fügte sich vorbildlich in den Familienalltag ein. Sie hielt uns vom ersten Tag an so auf Trab, dass die widrigen Umstände ihrer Zeugung blitzschnell in Vergessenheit gerieten und den üblichen postnatalen Baustellen wichen: Stillschwierigkeiten, Schlafmangel, Zahnen und so weiter. Mit ihren eindreiviertel Jahren bietet sie Max zunehmend die Stirn, sobald es um das Erhalten und Behalten von Spielsachen geht, und beweist ihm todesmutig, dass Brokkoli keineswegs giftig ist.

Mir bleibt zu hoffen, dass ich mit unserer unkonventionellen Familiengeschichte anderen Betroffenen Mut machen kann. Unser Einzelschicksal ist eines von mehreren Millionen. Vielleicht vermag es manche Paare dazu animieren, den bisher aufgeschobenen ersten Gang in ein Kinderwunschzentrum zu wagen, um Antworten auf einen langjährigen Verdacht zu erhalten.

Im besten Fall wird durch die Lektüre für jeden – ob betroffen oder nicht – greifbar, was es bedeutet, wenn etwas so Abstraktes wie eine Kinderwunschbehandlung in den Alltag eines Paares Einzug hält.

Anhang

Quellenangaben

[1] World Health Organization: Infertility definitions and terminology
[2] BZgA (2012): Wenn ein Traum nicht in Erfüllung geht, S. 10
[3] BZgA (2012): Wenn ein Traum nicht in Erfüllung geht, S. 7
[4] Sütterlin, Sabine (2009): Ungewollte Kinderlosigkeit
[5] BZgA (2012): Wenn ein Traum nicht in Erfüllung geht, S. 7
[6] WHO (2010): WHO Laborhandbuch zur Untersuchung und Aufarbeitung des menschlichen Ejakulates, S. 191
[7] Die Übersicht der Fruchtbarkeitsstörungen ist entnommen aus BZgA (2012): Wenn ein Traum nicht in Erfüllung geht, S. 11-17
[8] Die Studie bestand aus einem qualitativen Teil (Erhebungszeitraum: September 2012 bis Januar 2013, 228 Teilnehmer, 32 mehrstündige Gruppendiskussionen, 6 bis 8 Personen pro Gruppe) und einem quantitativen Teil (quantitative Repräsentativbefragungen: A Themenspezifische Befragung mit einem Stichprobenumfang von 3.049 Fällen, Erhebungszeitraum: 12.03.2013 bis 30.07.2013; B Nutzung der allgemeinen Bevölkerungsbefragung „Typologie der Wünsche 2013“ zur Analyse der Angaben bestimmter Teilgruppen).
[9] Wippermann, Carsten (2014): Kinderlose Frauen und Männer, S. 87
[10] Wippermann, Carsten (2014): Kinderlose Frauen und Männer, S. 89
[11] Wippermann, Carsten (2014): Kinderlose Frauen und Männer, S. 89
[12] Wippermann, Carsten (2014): Kinderlose Frauen und Männer, S. 89
[13] Wippermann, Carsten (2014): Kinderlose Frauen und Männer, S. 106
[14] Steiner, Anya (2015): Mutter, Spender, Kind, S. 9
[15] Deutsches IVF-Register (2015): Jahrbuch 2014, S. 31
[16] BZgA (2012): Sehnsucht nach einem Kind, S. 11
[17] Kinderwunschzentrum an der Oper: Die Insemination
[18] BZgA (2012): Sehnsucht nach einem Kind, S. 11

[19] Klinikum der Universität München: Kryokonservierung/Vitrifikation

[20] Kinderwunschzentrum an der Oper: In-vitro-Fertilisation

[21] WHO (2010): WHO Laborhandbuch zur Untersuchung und Aufarbeitung des menschlichen Ejakulates, S. 191

[22] Vor dem 2 Juni 2017 galten konkret in den „Richtlinien" benannte Grenzwerte beispielsweise für Konzentration, Gesamtmotilität oder Normalformen. Mittlerweile wird als Grundlage für die Beurteilung der Fertilitätsstörung direkt auf die Richtlinien der WHO verwiesen. (Quelle: Gemeinsamer Bundesausschuss (2017): Richtlinien über künstliche Befruchtung, S. 7)

[23] Kinderwunschzentrum an der Oper: ICSI

[24] Das PräimpG wurde 2011 als § 3a ins ESchG eingefügt.

[25] § 3 EschG

[26] Deutsches IVF-Register (2016): Jahrbuch 2015 des Deutschen IVF-Registers

[27] Pfüller, Bettina (2007): „Paare mit Kinderwunsch schätzen die Erfolgsquote der IVF zu hoch ein." Interview für das Berlin-Institut für Bevölkerung und Entwicklung.

[28] IKK classic (2016): Bevölkerungsbefragung 2016. Kinderwunsch, Kindergesundheit und Kinderbetreuung, S. 9

[29] Wippermann, Carsten (2014): Kinderlose Frauen und Männer, S. 151

[30] Berlin-Institut (2007): Ungewollt kinderlos, S. 4

[31] 1,4 Millionen Einwohner hatte München erstmals im Jahr 2011. Im Jahr 2015 überschritt die Einwohnerzahl die Marke von 1,5 Millionen. (Quellen: Statistisches Amt der Landeshauptstadt München (2016): Archiv des Statistischen Jahrbuches. Jahreszahlen 2015, S. 5. Presseamt der Landeshauptstadt München (2015): München begrüßt seine 1,5-millionste Einwohnerin)

[32] Berlin-Institut (2007): Ungewollt kinderlos, S. 13

[33] Berlin-Institut (2007): Ungewollt kinderlos, S. 13

[34] BZgA (2012): Sehnsucht nach einem Kind, S. 4

[35] Frauenärzte im Netz: Ungewollt kinderlos

[36] Kinderwunschzentrum Erlangen: Unerfüllter Kinderwunsch

[37] Wunschkinder Berlin: Kinderwunschbehandlung
[38] Wippermann, Carsten (2014): Kinderlose Frauen und Männer, S. 87
[39] Deutsches IVF-Register (2016): Jahrbuch 2015, S. 10
[40] Deutsches IVF-Register (2015): Jahrbuch 2014, S. 10
[41] Im Jahrbuch 2015 konnten aus technischen Gründen nur die Daten von 130 Registermitgliedern ausgewertet werden. Das Jahrbuch 2015 beinhaltet außerdem in manchen Kategorien noch nicht die vollständigen Werte für 2015, deshalb zitiere ich in solchen Fällen die Angaben aus dem Jahrbuch 2014.
[42] Deutsches IVF-Register (2016): Jahrbuch 2015, S. 15
[43] Deutsches IVF-Register (2016): Jahrbuch 2015, S. 35
[44] Deutsches IVF-Register (2016): Jahrbuch 2015, S. 10
[45] Deutsches IVF-Register (2016): Jahrbuch 2015, S. 10
[46] Deutsches IVF-Register (2016): Jahrbuch 2015, S. 35
[47] Sütterlin, Sabine (2009): Ungewollte Kinderlosigkeit
[48] Deutsches IVF-Register (2016): Jahrbuch 2015, S. 10
[49] Deutsches IVF-Register (2016): Jahrbuch 2015, S. 18
[50] Deutsches IVF-Register (2016): Jahrbuch 2015, S. 17
[51] Deutsches IVF-Register (2016): Jahrbuch 2015, S. 16
[52] Deutsches IVF-Register (2016): Jahrbuch 2015, S. 29
[53] Deutsches IVF-Register (2014): Jahrbuch 2013, S. 23
[54] Deutsches IVF-Register (2014): Jahrbuch 2013, S. 24
[55] Peschel, Petra (2009): Fertilität und Kinderwunsch, S. 11
[56] Deutsches IVF-Register (2014): Jahrbuch 2013, S. 25
[57] Deutsches IVF-Register (2012): Jahrbuch 2011, S. 23
[58] Schrep, Bruno (2016): Das vertauschte Leben
[59] Albarelli, Flora (2009): Ferien vom Kinderwunsch
[60] Kinderwunschteam Berlin: GKV-Patienten
[61] Universitätsklinikum Schleswig-Holstein: Kosten und Erstattung
[62] fertilitycenterkiel: Kosten und Erstattung
[63] Sozialgesetzbuch Fünftes Buch – Gesetzliche Krankenversicherung, § 27a Künstliche Befruchtung
[64] Wunschkind: Ungewollte Kinderlosigkeit
[65] Deutsches IVF-Register (2016): Jahrbuch 2015, S. 15

[66] Werte für 2004, 2013, 2014 aus Deutsches IVF-Register (2016): Jahrbuch 2015, S. 15; Wert für 2009 aus Deutsches IVF-Register (2014): Jahrbuch 2013, S. 11

[67] Gemeinsamer Bundesausschuss (2017): Richtlinien über künstliche Befruchtung

[68] Gemeinsamer Bundesausschuss (2017): „Richtlinien über künstliche Befruchtung", S. 2 ff.

[69] Klinikum der Universität München: Kostensituation

[70] Weiss, Juliane (2015): Unerfüllter Kinderwunsch: Das zahlt die PKV

[71] BMFSFJ (2016): Informationsportal Kinderwunsch. Aktuelles

[72] BMFSFJ (2016): Unterstützung bei Kinderwunschbehandlungen auch für unverheiratete Paare

[73] Smith, Andrew, et al. (2015): Live-Birth Rate Associated With Repeat In Vitro Fertilization Treatment Cycles

[74] Die Studie gibt „optimal, prognostic-adjusted and conservative estimates" an, ich zitiere die prognostic-adjusted estimates.

[75] Deutsches IVF-Register (2012): Jahrbuch 2011, S. 27

[76] Jendrysik, Jessica (2010): Langzeit-Follow-up von Familien nach intrazytoplasmatischer Spermieninjektion

[77] NBC (2013): Today Show. September 24, Sendezeit 1 Std. 16 Min.

Institutionen im Internet

Das Informationsangebot im Internet ist sehr groß. Wichtig ist es, sich bei seriösen Institutionen zu informieren. Diese sind in ihrem Onlineauftritt klar als Anbieter der Seite erkennbar und weisen im besten Fall die Aktualität und die Herkunft ihrer Informationen aus. Auf die Nennung von Seiten, die von Pharmaunternehmen oder anderen kommerziellen Anbietern betrieben werden, verzichte ich.

In Anbetracht der allgemeinen Informationsschwemme habe ich mich dafür entschieden, kein eigenes Glossar zu erstellen. Andere Institutionen und Autoren haben das bereits vor mir gemacht – und das sehr gut. Viele der folgenden Websites und dort verfügbaren Druckwerke enthalten neben einem Glossar außerdem Verweise auf Fachliteratur.

Egal, wie seriös die Quelle ist: Für die medizinische Beurteilung der individuellen Situation ist der Besuch bei einem Facharzt unerlässlich.

Aktion Kinderwunsch e.V.

→ www.aktion-kinderwunsch.de

Der Verein wurde 2007 gegründet und setzt sich unter anderem dafür ein, dass die Öffentlichkeit auf die Problematik ungewollter Kinderlosigkeit aufmerksam gemacht wird und finanzielle Unterstützungsangebote verbessert werden. Die Website wirkt, als würde sie derzeit nicht aktualisiert, enthält jedoch auch keine Meldung über eine Beendigung der Tätigkeit des Vereins.

Beratungsnetzwerk für Kinderwunsch Deutschland (BKiD)

→ www.bkid.de

Das BKiD ist ein professioneller Zusammenschluss von qualifizierten Beratern, die Erfahrung in der psychosozialen Beratung bei Kinderwunsch und ungewollter Kinderlosigkeit haben. Das Netzwerk bietet Hilfe bei der Vermittlung unabhängiger psychosozialer Beratung. Auf der Website können Ansprechpartner nach Region gesucht werden.

Bundesministerium für Familie, Senioren, Frauen und Jugend (BMFSFJ)

→ www.informationsportal-kinderwunsch.de

Mit der Bundesinitiative „Hilfe und Unterstützung bei ungewollter Kinderlosigkeit" will das Bundesfamilienministerium aktiv dazu beitragen, die finanzielle Unterstützung, psychosoziale Kinderwunschberatung und Entstigmatisierung der Betroffenen zu fördern. Schwerpunkte sind Informationen zu Ursachen und Behandlung. Psychosoziale Beratungsangebote können deutschlandweit, regional gefiltert abgerufen werden. Die Seite bietet eine aktuelle Übersicht darüber, welche Bundesländer sich an der finanziellen Bezuschussung von Kinderwunschbehandlungen durch den Bund beteiligen.

Unter → www.informationsportal-kinderwunsch.de/material stehen Informationsmaterialien und Publikationen als PDF-Download zur Verfügung, unter anderem

- Fragen für das Erstgespräch in der Arztpraxis
- Fragen zur Vorbereitung auf die Kinderwunsch-Behandlung

- Sozialwissenschaftliche Studie „Kinderlose Frauen und Männer – Ungewollte oder gewollte Kinderlosigkeit im Lebenslauf und Nutzung von Unterstützungsangeboten“ mit mehreren gesondert erschienenen Teilauswertungen
- Abschlussbericht zur wissenschaftlichen Erhebung „Psychosoziale Kinderwunschberatung in Deutschland“
- Zeitbild MEDICAL – Fachinformationen zur ungewollten Kinderlosigkeit in Form von Interviews, Studienhinweisen und Tipps für die Praxis (auf Deutsch, Türkisch und Russisch)

Bundeszentrale für gesundheitliche Aufklärung (BZgA)

→ www.bzga.de/infomaterialien/familienplanung/kinderwunsch

Broschüren als PDF-Download

- Ein kleines Wunder: die Fortpflanzung
- Wenn ein Traum nicht in Erfüllung geht – Kinderwunsch und Unfruchtbarkeit
- Sehnsucht nach einem Kind – Möglichkeiten und Grenzen der Medizin
- Warum gerade wir? Wenn ungewollte Kinderlosigkeit die Seele belastet

Unter → www.familienplanung.de stellt die BZgA wissenschaftlich fundierte Informationen für Menschen mit unerfülltem Kinderwunsch zur Verfügung. Das Themenspektrum reicht von der Kinderwunschbehandlung über Recht und Finanzen, Behandlung im Ausland bis zu Erfahrungsberichten von Betroffenen. Mit Beratungsstellensuche, Lexikon u.v.a.m.

Deutsches IVF-Register e.V. (D.I.R)

→ www.deutsches-ivf-register.de

Das Deutsche IVF-Register (D.I.R) dient der Förderung und Unterstützung von Wissenschaft und Forschung auf dem Gebiet der Humanen Reproduktionsmedizin und -biologie in Deutschland, Europa und der Welt. Die Website bietet unter anderem ein Archiv mit den Jahrbüchern der vergangenen Jahre (statistische Auswertung künstlicher Befruchtungen in Deutschland). Die weit über 100 Mitgliedszentren können nach Stadt und Bundesland gefiltert werden.

DI-Netz e.V. – Familiengründung mit Spendersamen

→ www.di-netz.de

Das DI-Netz (DI = Donogene Insemination = Insemination mit Fremdsamen) vertritt Familien von verheirateten und unverheirateten heterosexuellen Paaren sowie Familien von lesbischen und Solo-Müttern nach der Durchführung einer Spendersamenbehandlung und Personen, die den Weg der Spendersamenbehandlung noch vor sich haben oder darüber nachdenken. Pendant auf fachlicher Seite: Arbeitskreis für Donogene Insemination e.V. (→ www.donogene-insemination.de)

Wunschkind e.V.

→ www.wunschkind.de

Überregionaler Verein von Selbsthilfegruppen für Fragen ungewollter Kinderlosigkeit. Der Verein koordiniert den Erfahrungs- und Meinungsaustausch von Selbsthilfegruppen und unterstützt bei der Neugründung von Gruppen. Er gründete außerdem die Initiative „Wunschkinder – Zukunft für Deutschland". Ziel der Initiative ist es, die Öffentlichkeit über die Problematik ungewollter Kinderlosigkeit zu informieren, die gesellschaftliche Unterstützung für Paare mit unerfülltem Kinderwunsch zu fördern sowie den Zugang zu medizinischer Behandlung für betroffene Paare nachhaltig zu verbessern.

Broschüre „Unterstützung für Paare mit Kinderwunsch" (2014): → www.wunschkind.de/fileadmin/user_upload/PDFs/wuki_broschuere_A4_ 1409.pdf

Zanzu, mein Körper in Wort und Bild

→ www.zanzu.de

Mehrsprachiges Onlineangebot (u. a. Englisch, Französisch, Russisch, Türkisch, Spanisch, Rumänisch) mit einfachen und verständlichen Informationen rund um Familienplanung und Schwangerschaft, sexuelle Gesundheit, Beziehungen und Gefühle, Rechte und Gesetze in Deutschland etc.

Von Betroffenen für Betroffene: Onlineforen

Foren bieten Erfahrungsaustausch, Zuspruch und emotionale Unterstützung für Betroffene.

Bei seriösen Foren sind die Betreiber eindeutig identifizierbar und lassen sich einfach und schnell kontaktieren. Es ist darauf zu achten, dass Foren moderiert werden, dass also eine Person oder ein Redaktionsteam bei unqualifizierten oder beleidigenden Einträgen eingreifen und sie gegebenenfalls löschen kann.

Die Kinderwunsch-Seite

→ www.wunschkinder.net

Neben umfangreichen Foren (Kinderwunsch-, Zyklus-, Schwangeren-, Eltern-, Abschieds-Forum) bietet wunschkinder.net Informationen rund um kinderwunschbezogene Themen, News, Literaturempfehlungen, FAQs u.v.a.m. Verantwortlich für den Inhalt ist Dr. med. Elmar Breitbach, Facharzt für Frauenheilkunde, Reproduktionsmedizin und Endokrinologie. Er und sein Team beantworten Fragen im Kinderwunsch-Forum.

Klein-Putz

→ www.klein-putz.net

Das Angebot umfasst Infoseiten zu beispielsweise ungewollter Kinderlosigkeit, Ernährung und Medikamenten. Im klein-putz-Forum werden Themen wie Kinderwunsch, Adoption, Schwangerschaft, aber auch allgemeinere Inhalte behandelt. In einem gesondert ausgewiesenen Bereich stehen für medizinische Fragen Fachleute zur Verfügung.

Ebenfalls interessant

Sozialgesetzbuch Fünftes Buch (SGB V) § 27a

→ www.gesetze-im-internet.de/sgb_5/__27a.html

Gesetzliche Krankenversicherung: Künstliche Befruchtung

Embryonenschutzgesetz (ESchG)

→ www.gesetze-im-internet.de/eschg/index.html

Beinhaltet im § 3a das Präimplantationsdiagnostikgesetz (PräimpG).

Verordnung zur Regelung der Präimplantationsdiagnostik (PIDV)

→ www.gesetze-im-internet.de/pidv/index.html

Richtlinien zur künstlichen Befruchtung

→ www.g-ba.de/informationen/richtlinien/1

Richtlinien des Gemeinsamen Bundesausschusses der Ärzte und Krankenkassen (G-BA) über ärztliche Maßnahmen zur künstlichen Befruchtung.

(Muster-)Richtlinie zur Durchführung der assistierten Reproduktion

→ www.bundesaerztekammer.de/richtlinien/richtlinien /assistierte-reproduktion

Vom Vorstand der Bundesärztekammer 2006 beschlossen und 2014 überarbeitet.

Leitlinie „Psychosomatisch orientierte Diagnostik und Therapie bei Fertilitätsstörungen"

→ www.awmf.org/leitlinien/detail/ll/016-003.html

Die „Leitlinien" der Arbeitsgemeinschaft der Wissenschaftlichen Medizinischen Fachgesellschaften e.V. (AWMF) sind Hilfen für Ärzte zur Entscheidungsfindung in spezifischen Situationen. Sie sind für Ärzte rechtlich nicht bindend.

Literatur-/Medienverzeichnis

Albarelli, Flora, 2009. *Ferien vom Kinderwunsch. Eiertanz – vom Kinderwunsch zum Kind.* [Blog] 15.10.2009, 16:56. Verfügbar unter: <http://eiertanz.blogspot.de/search?q=hauptberuflich+un> [zuletzt abgerufen am 09.11.2016].

Berlin-Institut für Bevölkerung und Entwicklung, 2007. *Ungewollt kinderlos. Was kann die moderne Medizin gegen Kindermangel in Deutschland tun?* [pdf] Köln: Berlin-Institut für Bevölkerung und Entwicklung. Verfügbar unter: <http://www.berlin-institut.org/fileadmin/user_upload/Studien/Ungewollt_kinderlos_Webversion.pdf> [zuletzt abgerufen am 09.11.2016].

Bundesministerium für Familie, Senioren, Frauen und Jugend (BMFSFJ), 2016. *Informationsportal Kinderwunsch. Aktuelles.* [Website] Verfügbar unter: <https://www.informationsportalkinderwunsch.de/startseite/aktuelles> [zuletzt abgerufen am 26.08.2016].

Bundesministerium für Familie, Senioren, Frauen und Jugend (BMFSFJ), 2016. *Informationsportal Kinderwunsch. Förderung in den Ländern.* [Website] Verfügbar unter: <https://www.informationsportal-kinderwunsch.de/unterstuetzung> [zuletzt abgerufen am 26.08.2016].

Bundesministerium für Familie, Senioren, Frauen und Jugend (BMFSFJ), 2016. *Unterstützung bei Kinderwunschbehandlungen auch für unverheiratete Paare. Aktuelle Meldung vom 07.01.2016.* [Website] Verfügbar unter: <https://www.bmfsfj.de/bmfsfj/aktuelles/alle-meldungen/unterstuetzung-bei-kinderwunschbehandlungen-auch-fuer-unverheiratete-paare/76008> [zuletzt abgerufen am 06.03.2017].

Bundeszentrale für gesundheitliche Aufklärung (BZgA), 2012. *Sehnsucht nach einem Kind. Möglichkeiten und Grenzen der Medizin.* [pdf] Köln: Bundeszentrale für gesundheitliche Aufklärung.

Verfügbar unter: <http://www.bzga.de/infomaterialien/fami lienplanung/kinderwunsch> [zuletzt abgerufen am 10.11.2016].

Bundeszentrale für gesundheitliche Aufklärung (BZgA), 2012. *Wenn ein Traum nicht in Erfüllung geht… Kinderwunsch und Unfruchtbarkeit.* [pdf] Köln: Bundeszentrale für gesundheitliche Aufklärung. Verfügbar unter: <http://www.bzga.de/infomaterialien/familien planung/kinderwunsch> [zuletzt abgerufen am 09.11.2016].

Deutsches IVF Register, 2012. *Jahrbuch 2011.* [pdf] Gablitz (Österreich): Deutsches IVF Register e.V. Verfügbar unter: <http://www.deutsches-ivf-register.de/perch/resources/down loads/dirjahrbuch2011-d.pdf> [zuletzt abgerufen am 09.11.2016].

Deutsches IVF Register, 2014. *Jahrbuch 2013.* [pdf] Gablitz (Österreich): Deutsches IVF Register e.V. Verfügbar unter: <http://www.deutsches-ivf-register.de/perch/resources/down loads/141117dir-jb2013-deweb2.pdf> [zuletzt abgerufen am 09.11.2016].

Deutsches IVF Register, 2015. *Jahrbuch 2014.* [pdf] Gablitz (Österreich): Deutsches IVF Register e.V. Verfügbar unter: <http://www.deutsches-ivf-register.de/perch/resources/down loads/dir-2014-d-1.pdf> [zuletzt abgerufen am 09.11.2016].

Deutsches IVF Register, 2016. *Jahrbuch 2015.* [pdf] Gablitz (Österreich): Deutsches IVF Register e.V. Verfügbar unter: <http://www.deutsches-ivf-register.de/perch/resources/down loads/dirjahrbuch2015d.pdf> [zuletzt abgerufen am 04.01.2017].

Deutsches IVF-Register, 2016. *Jahrbuch 2015 des Deutschen IVF-Registers.* [Website] Verfügbar unter: <http://www.deutsches-ivf-register.de/jahrbuch.php> [zuletzt abgerufen am 04.01.2017].

Embryonenschutzgesetz (EschG) vom 13.12.1990 (BGBl. I S. 2746), zuletzt geändert durch Artikel 1 des Gesetzes vom 21. November 2011 (BGBl. I S. 2228).

fertilitycenterkiel, o.J. *Kosten und Erstattung.* [Website] Verfügbar unter: <http://www.fertilitycenterkiel.de/de/kosten.htm>, [zuletzt abgerufen am 01.08.2016].

Frauenärzte im Netz, o.J. *Ungewollt kinderlos. Wenn nichts passiert.* [Website] Verfügbar unter: http://www.frauenaerzte-im-netz.de/de_ungewollt-kinderlos-ungewollt-kinderlos_75.html [zuletzt abgerufen am 18.07.2016].

Gemeinsamer Bundesausschuss (G-BA), 2014. *Richtlinien des Bundesausschusses der Ärzte und Krankenkassen über ärztliche Maßnahmen zur künstlichen Befruchtung („Richtlinien über künstliche Befruchtung") vom 14.08.1990 zuletzt geändert am 21. August 2014, in Kraft getreten am 18. Oktober 2014.* [pdf] Verfügbar unter: <https://www.g-ba.de/downloads/62-492-933/KB-RL_2014-08-21.pdf> [zuletzt abgerufen am 24.08.2016].

Gemeinsamer Bundesausschuss (G-BA), 2017. *Richtlinien des Bundesausschusses der Ärzte und Krankenkassen über ärztliche Maßnahmen zur künstlichen Befruchtung („Richtlinien über künstliche Befruchtung") vom 14.08.1990 zuletzt geändert am 16. März 2017, in Kraft getreten am 2. Juni 2017.* [pdf] Verfügbar unter: <https://www.g-ba.de/downloads/62-492-1402/KB-RL_2017-03-16_iK-2017-06-02.pdf> [zuletzt abgerufen am 12.06.2017].

IKK classic, 2016. *Bevölkerungsbefragung 2016. Kinderwunsch, Kindergesundheit und Kinderbetreuung.* [pdf] Düsseldorf. Verfügbar unter: <https://www.ikk-classic.de/export/de/.galleries/Dokumente-Presse/Studie-Kinderwunsch-Part-1-IKK-classic-2016.pdf> [zuletzt abgerufen am 04.04.2017].

Jendrysik, Jessica, 2010. *Langzeit-Follow-up von Familien nach intrazytoplasmatischer Spermieninjektion: Spontane Konzeption und Aufklärung der Kinder.* [pdf] Dissertation. Universität zu Lübeck. Verfügbar unter: <http://www.zhb.uni-luebeck.de/epubs/ediss821.pdf> [zuletzt abgerufen am 07.11.2016].

Kinderwunschteam Berlin, o.J. *GKV-Patienten.* [Website] Verfügbar unter: <http://www.kinderwunschteam.berlin/de/unerfuellter-kinderwunsch/kosten/gkv-patienten> [zuletzt abgerufen am 01.08.2016].

Kinderwunschzentrum an der Oper, o.J. *Die Insemination.* [Website] Verfügbar unter: <https://www.kinderwunschzentrum-an-der-oper.de/diagnose-behandlung/insemination.html> [zuletzt abgerufen am 02.03.2017].

Kinderwunschzentrum an der Oper, o.J. *ICSI – das modernste Verfahren der Kinderwunschbehandlung.* [Website] Verfügbar unter: <https://www.kinderwunschzentrum-an-der-oper.de/diagnose-behandlung/icsi-inkl-mesa-tese.html> [zuletzt abgerufen am 06.10.2016].

Kinderwunschzentrum an der Oper, o.J. *In-vitro-Fertilisation (IVF).* [Website] Verfügbar unter: <https://www.kinderwunschzentrum-an-der-oper.de/diagnose-behandlung/in-vitro-fertilisation-ivf.html> [zuletzt abgerufen am 03.06.2016].

Kinderwunschzentrum an der Oper, o.J. *Kosten der künstlichen Befruchtung.* [Website] Verfügbar unter: <https://www.kinderwunschzentrum-an-der-oper.de/diagnose-behandlung/behandlungkosten.html> [zuletzt abgerufen am 20.08.2016].

Kinderwunschzentrum Erlangen, o.J. *Unerfüllter Kinderwunsch – Fragen und Antworten.* [Website] Verfügbar unter: <https://www.kinderwunschzentrum-erlangen.de/de/kinderwunsch> [zuletzt abgerufen am 19.07.2016].

Klinikum der Universität München, o.J. *Kostensituation.* [Website] Verfügbar unter: <http://www.kinderwunsch-uni-muenchen.de/kostensituation.html> [zuletzt abgerufen am 20.08.2016].

Klinikum der Universität München, o.J. *Kryokonservierung/Vitrifikation.* [Website] Verfügbar unter: <http://www.klinikum.uni-muenchen.de/Hormon-und-Kinderwunschzentrum/de/Unser-Labor/Kryo/

index.html> [zuletzt abgerufen am 18.09.2016].

NBC, 2013. *Today Show. September 24, TV-Archive.* [Video] Verfügbar unter: <https://archive.org/details/KNTV_20130924_140000_Today> [zuletzt abgerufen am 07.11.2016].

Peschel, Petra, 2009. *Fertilität und Kinderwunsch. „Das Alter der Frau spielt sehr viel weniger eine Rolle, als man denkt". Gespräch mit Christian Thaler.* [pdf] Kulmbach: gyne. Aktuelles aus Gynäkologie und Geburtshilfe. Verfügbar unter: <http://www.kinderwunsch-uni-muenchen.de/pdf/gyne_juli_2009.pdf> [zuletzt abgerufen am 10.11.2016].

Pfüller, Bettina, 2007. *„Paare mit Kinderwunsch schätzen die Erfolgsquote der IVF zu hoch ein". Interview für das Berlin-Institut für Bevölkerung und Entwicklung. Im Gespräch mit Margret Karsch.* [Website] Verfügbar unter: <http://www.berlin-institut.org/publikationen/interviews/bettina-pfueller.html> [zuletzt abgerufen am 19.09.2016].

Presseamt der Landeshauptstadt München, 2015. *München begrüßt seine 1,5-millionste Einwohnerin.* [Website] Verfügbar unter: <http://www.muenchen.de/aktuell/2015-06/muenchen-einwohnerzahl-1-5-millionen.html> [zuletzt abgerufen am 16.03.2017].

Schrep, Bruno, 2016. *Das vertauschte Leben.* In: Der Spiegel, Heft 30, S. 46-48.

SGB V. *Sozialgesetzbuch Fünftes Buch – Gesetzliche Krankenversicherung. Artikel 1 des Gesetzes vom 20.12.1988*, in: BGBl. I, S. 2477. [Website] Verfügbar unter: <http://www.gesetze-im-internet.de/sgb_5/> [zuletzt abgerufen am 04.04.2017].

Smith, Andrew,/Tilling, Kate,/Nelson, Scott,/Lawlor, Debbie, 2015. *Live-Birth Rate Associated With Repeat In Vitro Fertilization Treatment Cycles.* [Website] Verfügbar unter: <http://jama.jamanetwork.com/article.aspx?articleid=2478204> [zuletzt abgerufen am 31.08.2016].

Statistisches Amt der Landeshauptstadt München, 2016. *Archiv des Statistischen Jahrbuches. Jahreszahlen 2015.* [pdf] München. Landeshauptstadt München. Verfügbar unter: <https://www.muenchen.de/rathaus/dam/jcr:0722f6dc-4035-4d4b-819d- bae16a9e1236/archiv_2016_bev.pdf> [zuletzt abgerufen am 16.03.2017].

Steiner, Anya, 2015. *Mutter, Spender, Kind. Wenn Singlefrauen Familien gründen.* Berlin: Ch. Links Verlag.

Sütterlin, Sabine, 2009. *Ungewollte Kinderlosigkeit.* [Website] Verfügbar unter: http://www.berlin-institut.org/online-handbuchdemografie/bevoelkerungsdynamik/auswirkungen/ungewollte-kinderlosigkeit.html [zuletzt abgerufen am 09.11.2016].

Universitätsklinikum Schleswig-Holstein, o.J. *Kosten und Erstattung.* [Website] Verfügbar unter <http://www.uksh.de/kinderwunsch/Ihr+Weg+zum+Wunschkind/Kosten+und+Erstattung.html> [zuletzt abgerufen am 01.08.2016].

Weiss, Juliane, 2015. *Unerfüllter Kinderwunsch: Das zahlt die PKV.* [Website] Verfügbar unter: <https://www.private-krankenversicherungen.net/2015/09/30/unerfuellter-kinderwunsch-das-zahlt-die-pkv> [zuletzt abgerufen am 20.08.2016].

Wippermann, Carsten, 2014. *Kinderlose Frauen und Männer. Ungewollte oder gewollte Kinderlosigkeit im Lebenslauf und Nutzung von Unterstützungsangeboten.* [pdf] Berlin: Bundesministerium für Familie, Senioren, Frauen und Jugend. Verfügbar unter: <https://www.bmfsfj.de/blob/94130/bc0479bf5f54e5d798720b32f9987bf2/kinderlose-frauen-und-maenner-ungewollte-oder-gewollte-kinderlosigkeit-im-lebenslauf-und-nutzung-von-unterstuetzungsangeboten-studie-data.pdf > [zuletzt abgerufen am 10.11.2016].

World Health Organization (WHO), o.J. *Infertility definitions and terminology.* [Website] Verfügbar unter: <http://www.who.int/reproductivehealth/topics/infertility/definitions/en/> [zuletzt abgerufen am 24.03.2017].

World Health Organization (WHO), 2010. *WHO Laborhandbuch zur Untersuchung und Aufarbeitung des menschlichen Ejakulates.* 5. Aufl. [pdf] WHO. Verfügbar unter: <http://apps.who.int/iris/bitstream/10665/44261/5/9789241547789_ger.pdf> [zuletzt abgerufen am 10.11.2016].

Wunschkind, o.J. *Ungewollte Kinderlosigkeit – Vom Kinderwunsch zum Wunschkind.* [Website] Verfügbar unter: <http://www.wunschkind.de/fuer-alle/daten-und-fakten/fakten-ungewollte-kinderlosigkeit/index.html> [zuletzt abgerufen am 09.08.2016].

Wunschkinder Berlin, o.J. *Kinderwunschbehandlung: eine Frage des Vertrauens.* [Website] Verfügbar unter: <http://www.wunschkinder-berlin.de> [zuletzt abgerufen am 19.07.2016].

Hinweis zum Schluss

Die in diesem Buch veröffentlichten Inhalte wurden von der Autorin mit größter Sorgfalt und nach bestem Gewissen erarbeitet und geprüft. Dennoch ersetzt die Lektüre keine medizinische Beratung. Neben den recherchierten Fakten werden persönliche Erfahrungen wiedergegeben. Diese können nicht eins zu eins auf andere Paare mit unerfülltem Kinderwunsch übertragen werden. Vor jeder Entscheidung, die gesundheitliche Maßnahmen betrifft, sollte ein medizinischer Experte konsultiert werden.

Eine Garantie kann weder vom Verlag noch von der Autorin übernommen werden. Die Haftung der Autorin bzw. des Verlages und seiner Beauftragten für Personen-, Sach- und Vermögensschäden ist ausgeschlossen.

Wir erklären mit Blick auf die genannten Internet-Links, dass wir keinerlei Einfluss auf die Gestaltung und Inhalte der Seiten haben und uns die Inhalte nicht zu eigen machen.

Printed in Poland
by Amazon Fulfillment
Poland Sp. z o.o., Wrocław

56985278R00130